プライマリケア医のための

実践 フレイル予防塾

めざせ健康長寿

編著 荒井秀典　国立長寿医療研究センター副院長

序文

　今回「プライマリケア医のための　実践フレイル予防塾－めざせ健康長寿」を発刊することとなった。

　高齢化が進み，病院でも診療所でも高齢者を診る機会がますます多くなってくる。高齢者の特性として慢性疾患が多く，多病であるため多くの診療機関を受診することも多くなってくる。もちろん高齢者においても疾患の診断・治療は診療の基本であり，慢性疾患の管理はきわめて重要な位置を占める。しかしながら，疾患の管理とともに高齢者特有の症候が認められることが多くなる。

　その症候は加齢に伴って増加するため，多くの場合歳のせいとして医療側も患者側もあきらめていることがある。しかし，老化現象の中には介入が可能なものも含まれていることを理解しなければならない。すなわち，加齢に伴う変化の中でフレイルという病態が健康長寿のためのキーワードとして注目されている。フレイルとは加齢に伴う様々な機能低下（予備力の低下）をもとに種々の健康障害（たとえば日常生活機能障害，転倒，独居困難，入院，死など）に陥りやすくなった状態であり，要介護状態と健常との間の中間的な状態であり，適切な介入が行われれば，健常近くに戻れる可逆的な状態と考えられている。また筋力の低下や俊敏性が失われて転倒しやすくなるといった身体的問題のみならず，認知機能障害やうつなどの精神・心理的問題，あるいは，独居などによる孤立や経済的困窮などの社会的問題も含め，高齢期の問題を包括的に広くとらえた概念である。このようにフレイルは高齢者の健康長寿の妨げとなるだけではなく，医療・福祉・行政がタッグを組んで対応すべき病態と考えられる。

　医療サイドにおいては多職種連携が必要であり，慢性疾患を有しながら，自立性を失わないようにするためにはフレイルの概念，診断方法，および介入方法への理解がきわめて重要となる。

　本書はこれからますます増加が予想されるフレイル高齢者にどのように対応すればいいかを是非知りたいという希望に応えるべく，プライマリケア医を対象として編集された。本書はまた症例を使って具体的なアプローチ方法に踏み込んだチャレンジングな本であると自負している。本書が各位の臨床実践に役立つことを切望する。

2017年9月

国立長寿医療研究センター副院長　荒井秀典

目次

第1章　総 論

超高齢社会におけるフレイルの意義　1

第2章　地域・病院におけるフレイル予防

1 地域におけるフレイル予防　6

2 病院におけるフレイル予防のための集団指導　14

第3章　各疾患におけるフレイル予防

1 口腔疾患におけるフレイル予防　22

2 循環器疾患におけるフレイル予防　32

3 腎疾患におけるフレイル予防　40

4 糖尿病におけるフレイル予防　49

5 慢性閉塞性肺疾患におけるフレイル予防　58

6 骨粗鬆症・ロコモにおけるフレイル予防　67

第4章　対策編

1 フレイル予防のための栄養対策　77

2 フレイル予防のための運動処方　86

3 フレイル予防のために気をつけるべき薬とは?　94

4 フレイルに対する漢方治療の可能性　102

第5章　フレイルに対するアプローチ編

症例検討 **1** 身体的フレイルの症例へのアプローチについて　111

症例検討 **2** 精神心理的フレイルの症例へのアプローチについて　114

症例検討 **3** 社会的フレイルの症例へのアプローチについて　117

索 引　122

執筆者一覧（敬称略）

荒井秀典	国立研究開発法人国立長寿医療研究センター副院長
高橋　競	東京大学高齢社会総合研究機構特任研究員
飯島勝矢	東京大学高齢社会総合研究機構教授
佐竹昭介	国立研究開発法人国立長寿医療研究センター フレイル研究部フレイル予防医学研究室室長
枝広あや子	東京都健康長寿医療センター研究所自立促進と介護予防研究チーム
池田義之	鹿児島大学大学院医歯学総合研究科心臓血管・高血圧内科学講師
大石　充	鹿児島大学大学院医歯学総合研究科心臓血管・高血圧内科学教授
加藤明彦	浜松医科大学附属病院血液浄化療法部病院教授
杉本　研	大阪大学大学院医学系研究科老年・総合内科学講師
楽木宏実	大阪大学大学院医学系研究科老年・総合内科学教授
千田一嘉	国立研究開発法人国立長寿医療研究センター臨床研究企画室長
松井康素	国立研究開発法人国立長寿医療研究センターロコモフレイルセンターセンター長
木下かほり	国立研究開発法人国立長寿医療研究センターフレイル研究部 フレイル予防医学研究室特任研究員
山田　実	筑波大学大学院人間総合科学研究科准教授
小島太郎	東京大学医学部附属病院老年病科助教
谷川聖明	谷川醫院院長
西原恵司	国立研究開発法人国立長寿医療研究センター老年内科
亀山祐美	東京大学医学部附属病院老年病科助教
中嶋宏貴	名古屋大学医学部附属病院地域連携・患者相談センター病院助教

第1章 総論

超高齢社会における
フレイルの意義

荒井秀典

概論

▶ フレイルとは加齢に伴う予備能力の低下に伴い, ストレスに対する脆弱性を示す老年症候群である。

▶ フレイルは健常な状態と要介護状態の中間に位置する病態と考えられ, 適切な介入により, 健常な状態に戻りうる可逆性を有する。

▶ フレイルには身体的要因のみならず, 精神・心理的, 社会的要因もある。

▶ フレイルの主要な要因は筋肉の加齢変化によるサルコペニアである。

▶ 蛋白質やビタミンD不足, 様々な疾患, 薬剤, 口腔機能の低下, 不活発な生活習慣などがあるとフレイルになりやすくなる。

▶ フレイル高齢者は要介護になるリスクが高いだけでなく, 死亡, 入院, 転倒・骨折, 認知症のリスクが高い。

▶ 蛋白質やビタミンDの適切な摂取に加え, レジスタンス運動を含む運動習慣, 薬物の見直し, 歯科治療などによりフレイルが改善できる。

症例

主訴	疲れやすさ, 体重減少
現病歴	76歳, 女性。生来健康であったが, 体重が, 70歳頃の50kgから徐々に45kgまで減少した。数カ月前から日常生活において疲れやすさを自覚するようになった。食欲の低下はなく, かかりつけ医において胸部X線, 血液検査, 腹部エコー, 胃内視鏡検査などを施行されたが, 異常は指摘されず, 当科を受診した。
既往歴	特記すべきことなし
初診時所見	身長152cm, 体重45kg, BMI 19.5kg/m², 貧血, 黄疸なし, 胸部, 腹部異常なし, 浮腫なし。神経学的所見異常なし。腰痛, 膝痛なし
初診時検査	血液検査：血算異常なし。肝機能, 腎機能異常なく, 総コレステロール220mg/dL, 空腹時血糖96mg/dL, アルブミン4.2g/dL, 甲状腺機能異常なし
評価	基本チェックリスト10/25, 握力：右17kg, 左15kg, 歩行速度0.9m/秒, 四肢筋肉量5.2kg/m²（バイオインピーダンス法にて）, MNA-SF 11/14, MMSE 29/30, GDS 4/15

内服薬	なし
生活背景	3年前に夫を亡くし1人暮らし．以後積極的な社会参加はなし．娘夫婦が近隣に住んでおり，ときどき様子を見に来る．介護保険認定なし．
経過	サルコペニアを伴うフレイルと診断し，運動指導，栄養指導を行った．運動については週1回ジムに通うこと，毎日の散歩を指導（8,000歩／日目標），栄養については蛋白質54g／日以上の確保，カロリーなどについて指導． 3カ月後，疲労感改善し，体重も47kgへと増加した．

1 フレイルの概念・定義

　加齢により様々な臓器の機能は徐々に衰え，臓器予備能力は低下し，恒常性を維持することが難しくなってくるが，この変化は個人差が大きい．また，様々な疾病の合併により徐々に身体機能が衰えたり，疾病に罹患していなくても身体的，精神的機能の衰えを示したり，社会との交流が乏しくなることにより，それが身体・精神機能の衰えにつながり老化が早く進む人もいる．このように，老化のプロセスはきわめて多様である．

　フレイルとは，加齢に伴う様々な臓器機能変化や予備能力低下によって外的なストレスに対する脆弱性が亢進した状態であり，健常な状態と要介護状態の中間に位置する状態と定義される（図1）[1]．外的ストレスとは，軽度の感染症や事故，手術などによる侵襲であり，これらの外的ストレスにさらされた場合，フレイル高齢者は転倒・骨折などの合併症を起こすリスクが高くなり，自立性の喪失の危機にさらされる．

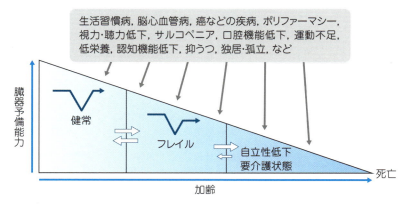

図1 ● フレイルと加齢との関係
加齢とともに恒常性が低下し，様々な疾病，生活習慣，口腔機能低下，低栄養などの要因によりフレイルとなり，要介護状態となる．フレイルになると，外的ストレスに対し脆弱性を示す．
（文献1より引用改変）

高齢者になると一般的に身体活動が減り，カロリーとともに蛋白質の摂取量が低下する。また抗コリン作用を有する薬剤の長期内服などによっても，予備能力がさらに低下し，脆弱性が亢進することがあるため，薬剤による副作用の発現についても注意が必要である。
　フレイルには，身体的要因のみならず，精神・心理的，社会的要因もあると考えられており，包括的な評価，対策が必要である。特に，食事内容とともに適切な栄養摂取の阻害要因となる口腔機能の低下や嚥下機能の低下には十分な注意が必要となる。また，フレイル高齢者においては自立性の喪失，認知症，死亡のリスクも高くなるが，生活習慣病や脳心血管病については，フレイルがこれらのリスクをあげるとともに，これらの疾患がフレイルのリスクを高める可能性があることに注意すべきである(図2)。

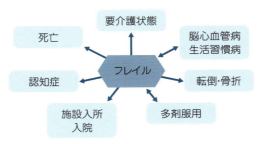

図2　不良の転帰となるフレイル

2　フレイルのスクリーニング，診断

1) フレイルのスクリーニング

　フレイルの評価には，身体的側面のみならず，精神心理的，社会的側面に対する評価も含む指標が必要とされているが，わが国で導入された基本チェックリスト(KCL)は，フレイルについての包括的な評価を含む優れた指標であり，2006年の介護保険制度改定の際に，近い将来介護が必要になる高齢者を抽出するスクリーニング法として開発された。
　KCLの質問は，生活機能状態を尋ねる25個の質問からなり，「はい・いいえ」で回答するものである。その質問項目は，7つの領域にわたり手段的ADL，身体機能，栄養状態，口腔機能，閉じこもり，認知機能，気分と簡便に総合機能評価ができる。Satakeらにより25項目中8点以上のものは有意に自立性の喪失や死亡のリスクが高くなることが示されている[2]。我々は，より簡便にフレイルをチェックできるよう基本チェックリ

ストや生活機能に関する質問をもとに5つの質問からなる簡易版のフレイル・インデックスを作成した（**表1**）[3]。そして5つの質問のうち，3つ以上満たす場合には，要介護，転倒，死亡リスクが有意に高くなることが明らかとなった。

このようなKCLやフレイル・インデックスなどの簡単なスクリーニングにより，フレイルのリスクが高いかどうかを判定することができる。

表1 ▼ 簡易フレイル・インデックス

● 6カ月間で2〜3kgの体重減少がありましたか	はいで1点
● 以前に比べて歩く速度が遅くなってきたと思いますか	はいで1点
● ウォーキング等の運動を週に1回以上していますか	いいえで1点
● 5分前のことが思い出せますか	いいえで1点
● （ここ2週間）わけもなく疲れたような感じがしますか	はいで1点

（文献3より引用）

2) フレイルの診断

Friedらは，体重減少（1年間に4.5kg以上），易疲労感，筋力低下（握力による評価が一般的），歩行速度低下，身体活動性低下のうち3項目以上該当した場合をフレイルと定義し[4]，1〜2項目に該当した場合を日本ではプレフレイルと呼ぶ。彼女らの解析によると，フレイルと判定された人はその後の追跡で死亡率が上昇している。フレイルの構成要素とされている5項目の各基準について，体重減少は「6カ月で，2〜3kg以上の体重減少」に「はい」と回答，主観的疲労感は「（ここ2週間）わけもなく疲れたような感じがする」に「はい」と回答，身体活動低下は「①軽い運動・体操をしていますか？」「②定期的な運動・スポーツをしていますか？」をいずれも「していない」と回答，歩行速度低下は男女とも1.0m/秒未満，握力低下は男性26kg未満，女性18kg未満とする。わが国における検討においては，要介護・要支援認定を受けていない地域在住高齢者の約10％がフレイルと判定される[5]。

3 フレイルへの介入

1) 栄養介入

フレイルは可逆性のある病態であり，適切な介入により剛健な状態に戻りうる可能性を持っていることから，様々な介入方法が試みられているが，栄養・運動療法を中心とした介入が効果を示す。栄養に関しては，

年齢とともにカロリー，蛋白質，ビタミンDの摂取が低下することにより，フレイルになりやすくなる。したがって，高齢者においてもバランスを考慮した栄養指導がきわめて重要である。

2）運動介入

運動に関して身体的運動は，健康長寿にとって有用であると考えられているが，それはフレイルだけではなく，転倒や認知機能，心肺機能，バランス，歩行などの身体活動の維持に効果的であることが示されている。いくつかの介入研究が行われているが，多くの研究はレジスタンス運動を中心としたメニューにより，身体機能の改善効果が報告されている。報告されている研究によれば，介入期間は3カ月から9カ月，週2・3回，1時間程度の下肢筋力の強化を中心とした運動で，握力，バランスなどが改善し，転倒率の低下を認めた報告もある。さらには，運動に加えて，蛋白質，ビタミンDなどの栄養を強化することにより，運動の効果が増進されることも明らかとなっている。

もちろん，フレイル高齢者にも体力的な違いがあるため，個々の能力に応じて，レジスタンス運動，有酸素運動，バランス訓練などのメニューを考慮する必要がある。

4 おわりに

フレイルは，高齢者の生命・機能予後の推定において重要な概念である。高齢者の健康寿命の延伸を図り，要介護高齢者数を減らすためにも，その意義・診断法を理解し，適切な介入を行う必要がある。すなわち，運動や栄養を中心とした予防・介入が重要である。

1) 葛谷雅文：老年医学におけるSarcopenia & Frailtyの重要性．日老医誌．2009；46(4)：279-85.
2) Satake S, et al：Validity of the Kihon Checklist for assessing frailty status. Geriatr Gerontol Int. 2016；16(6)：709-15.
3) Yamada M, et al：Predictive Value of Frailty Scores for Healthy Life Expectancy in Community-Dwelling Older Japanese Adults. J Am Med Dir Assoc. 2015；16(11)：1002. e7-11.
4) Fried LP, et al：Frailty in older adults：evidence for a phenotype. J Gerontol A Biol Sci Med Sci. 2001；56(3)：M146-56.
5) Shimada H, et al：Combined prevalence of frailty and mild cognitive impairment in a population of elderly Japanese people. J Am Med Dir Assoc. 2013；14(7)：518-24.

第2章 地域・病院におけるフレイル予防

1 地域における フレイル予防

高橋　競，飯島勝矢

概 論

▶ 健康長寿社会の実現には，地域に根差したフレイル予防が重要である。

▶ 地域におけるフレイル予防には，高齢者が自身のフレイルの徴候を早期に発見する場を創出することや，フレイル予防活動を担う人材を育成することが必要である。

▶ フレイル予防を地域づくりの課題として捉え，フレイル予防概念の啓発，フレイル予防に役立つ地域資源の見える化，組織や事業間の分野横断的連携，住民が主体的に行う活動の促進を行うことが重要である。

　地域におけるフレイル予防は，健康長寿社会を実現するための最重要課題のひとつである。本項では，地域における実践例を紹介しながら，地域におけるフレイルの早期発見，フレイル予防を担う地域人材の育成，そしてフレイル予防を通した健康長寿のまちづくりについて述べる。

1 地域におけるフレイルの早期発見

　高齢者がフレイルを予防するためには，フレイルの徴候（生活機能に些細な衰えが生じた前虚弱状態，すなわちプレフレイルの状態）になるべく早く気づくこと，そしてそれを要介護状態につながるリスクとして自分事化することが必要である（図1）[1]。たとえば，筋力や筋肉量の低下はフレイルと密接に関連しているため，握力や四肢骨格筋量の変化を知ることは重要である[2]。しかし現実には，より早期のフレイルの徴候に自ら気づくことは難しく，行動を変えられるまでになる高齢者は非常に限られている。地域において，高齢者が自分自身のフレイルの徴候を早期に発見できる「場」を増やすことが必要である。

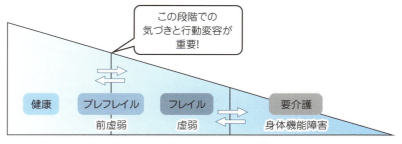

図1 フレイル徴候の早期発見　　　　　　　　　　　　　　　（文献1より引用）

　東京大学高齢社会総合研究機構は，高齢者のプレフレイルへの気づきと自分事化を促すための地域活動「栄養（食・口腔機能），運動，社会参加の包括的フレイルチェック（以下，フレイルチェック）」を開発し，千葉県柏市などにおいて実施している。このフレイルチェックは，柏市在住高齢者を対象とした大規模縦断健康調査（通称，柏スタディ）により明らかにされたフレイル予防の3つの要素，「栄養（しっかり噛んで食べる）」「運動（しっかり動く）」「社会参加（しっかり社会とつながる）」を柱として開発された[3]。具体的には，下腿を自分の指で囲みサルコペニアのリスクをみる「指輪っかテスト」や11の生活習慣を問う「イレブン・チェック」，簡易機器による滑舌や握力，四肢骨格筋量などの計測，簡易ロコモチェック，心理社会面にかかる質問紙調査を行い，参加者はそれぞれの項目結果を，青シール（フレイル徴候なし）と赤シール（フレイル徴候あり）を使って記録していく（図2）。

　フレイルチェックは，ヘルスリテラシーの高い者だけではなく，地域の様々な高齢者が自由に気軽に参加できることをめざしている。地域の高齢者にも身近な地域サロンなどを実施場所とし，フレイルについて楽しく学びながら，自分自身のフレイルの徴候を調べられる場になっている。

　2015〜16年度，千葉県と神奈川県においてフレイルチェックが102回実施され，参加した高齢者は2,300名を超えた。フレイルチェックによる気づきが，フレイル予防のための行動変容につながった参加者の声を表1に示す。

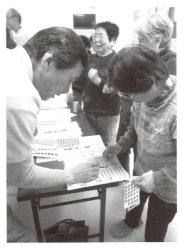

図2 フレイルチェックの様子

表1 ▼ フレイルチェックによる気づきが行動変容につながった参加者の声

身体的 フレイル予防	・これ（ふくらはぎ）がね，どうしても細くてさ。でもね，もうすごい私，もう何とかしてこれ（指輪っかテスト）を青丸になりたくてね。（中略）体操とかやったり，お風呂入ってもじっと入ってないよ。マッサージやったり。だから，その歩くのにはだから自転車に今も乗って，電源付きの自転車だったけど，電源がだめになっちゃったけどそれはずして，重たい自転車をこいで乗ってるの。
オーラル フレイル予防	・硬いものにも挑戦して，たくあんも食べられるようになりました。（中略）（赤）丸だったから挑戦しようってね，これが（赤）丸じゃなかったらね，挑戦しなかったかもしれないけどさ，常にだから，これには気をつけようってね。
社会的 フレイル予防	・今までも注意はしてましたけど，いっそう努力するようになりました。それから，1人でなく，仲間とやるように心がけてますね。そういうのに参加しましてね。 ・毎日は無理ですが，なるべく人と一緒に食事をすることを心がけたいと思います。

（原文ママ）

2 フレイル予防を担う地域人材の育成

　地域においてフレイル予防を進めるためには，地域人材の育成が欠かせない。フレイル予防の知識やスキルを有する専門職が地域に出ること，地域住民をフレイル予防の担い手として育成することが必要である。

1）専門職を地域に

　フレイルは身体面だけではなく，精神心理面，そして社会面など，多面的概念であることから，地域におけるフレイル予防には様々な専門職が関わるべきである（図3）。従来，専門職は既にフレイルや要介護の状態

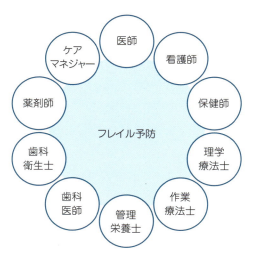

図3 ◀ フレイル予防に関わる様々な専門職

になった個人を対象としたサービスを提供してきた。しかし，専門職の持つ知識やスキルは，一般の地域住民へのフレイル予防の効果を高めるためにも大いに役立つ。様々な専門職が，それぞれの職域を地域に広げていくことが望まれる[4]。

　地域における専門職の関わり方には，大きく2つある（表2）。1つは，医師や歯科医師による往診，訪問看護や訪問リハビリテーションなど，施設で行うような業務を地域で実施する「アウトリーチ型」である。これは，対象が専門的なニーズを持つ個人に限られるため，早期からのフレイル予防に直接関わるものではない。もう1つは，地域での様々な事業（介護予防事業やイベントなど）をプロフェッショナルとして支える「地域参加型」である。たとえば，市町村が実施する介護予防事業の外部講師になること，地域のイベントで専門性に基づくフレイル予防の啓発を行うことなどがこれに当たる。いずれにしても，専門職が地域におけるフレイル予防に興味を持つこと，自身の専門性を活かせる職域として位置づけること，そして専門職が地域に入りやすくなるような体制を作り上げることが求められる。

表2 ▽ 専門職による地域への関わり方：アウトリーチ型と地域参加型

	アウトリーチ型	地域参加型
実施主体	所属機関	地域組織
役割	担い手	支え手
活動例	医師や歯科医師による往診，訪問看護，訪問リハビリテーション，など	介護予防事業の外部講師，地域のイベントでの啓発，など
対象	専門的なニーズを有する個人	一般の地域住民
目的	専門的サービスの提供	フレイル予防

2) 地域住民をフレイル予防の担い手に

　高齢化率が26％を超えた[5]わが国において，フレイル予防を専門職だけの手にゆだねることは現実的ではない。地域資源を活かした，地域住民による，地域住民のためのフレイル予防を実現することが求められている[6]。たとえば，先述のフレイルチェックは，東京大学高齢社会総合研究機構による養成研修を受講した市民サポーター（以下，フレイルサポーター）により担われている[7]。養成研修は2日間のプログラムになっており，初日に講義とフレイルチェック体験，2日目に実技練習を行っている。2015～2016年度，千葉県と神奈川県において，159名のフレイルサポーターが養成された。

フレイルサポーターは，活動のシンボルである黄緑色のシャツに身を包み，プログラムの進行や機器を使った測定を任されている（図4）。フレイルチェックを実施する地域は増え続けており，行政との協働のもと，先輩フレイルサポーターが新たなフレイルサポーターの養成を手伝ったり，フレイルサポーターの中から活動全体を取り仕切るリーダーを育成したりするような試みも行っている。フレイルサポーターは，自分自身の健康に関する気づき，そして地域貢献の手応えを得ながら，地域住民による，地域住民のためのフレイルチェックを実践している（表3）。

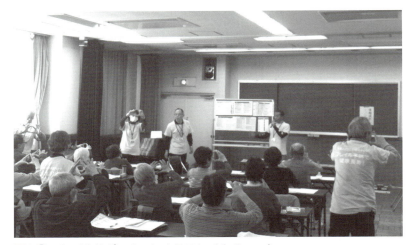

図4 ● フレイルサポーターによるフレイルチェック

表3 ● フレイルサポーターの声：健康に関する新たな気づき，地域貢献の気持ち

健康に関する新たな気づき
・体操していれば健康的と思っていましたが，人との関わりが多いほうが心身ともに健康であることがわかりました。サークル仲間にフレイル（予防）活動の話をすると盛り上がるので，将来寝たきりにならないための対策は運動だけではないって理解してくれることがよかった。
・健康に対する意識が高まり，1日の歩く歩数を確認したり血圧を計ったり，体重測定の頻度が増えた。新聞を読んだり，テレビを見たりしてもフレイルなどの言葉に敏感になり健康に関する情報をよく読むようになった。
地域貢献の気持ち
・今までも何か地域に役に立ちたいと思っていたが，これからは具体的に貢献できると思う。
・地域に貢献したいという気持ちは以前からありましたが，高齢者の健康という新しい面で貢献度合いを深めたいと思います。サポーター活動で得た情報はとても大切なことばかりなので，周りの人々への関心も強くなり，そのことを常に提供できるよう心がけています。

（原文ママ）

3 フレイル予防による健康長寿のまちづくり

　健康長寿のまちづくりに，フレイル予防は欠かせない。フレイル予防を地域づくりの課題ととらえ，フレイル予防概念の啓発，フレイル予防に役立つ地域資源の見える化，組織や事業間の分野横断的連携，住民が主体的に行う活動の促進を行うことが重要である。

1) フレイル予防概念の啓発

　「フレイル」という言葉の認知度はまだ低い。フレイル（予防）の概念を広く一般に浸透させることにより，1人ひとりの高齢者が，加齢による身体や心のちょっとした変化を，早期発見と適切な介入により改善可能な「フレイル」の状態ととらえることを当たり前にする必要がある。マスメディアを通した啓発や，介護予防に係る既存の啓発資料や事業に「フレイル」という言葉を積極的に入れ込むことが有効であろう。

2) フレイル予防に役立つ地域資源の見える化

　地域にはフレイル予防に役立つ様々な資源がある。自治体や民間による介護予防事業，地域サロンなどの通いの場，町内会の行事，趣味のサークルなどのフォーマル・インフォーマルの環境資源は，それを利用することがフレイル予防につながる。また，民生委員やボランティア，専門職などの人的資源も，高齢者を適切な環境資源につなげるために重要な役割を担っている。これらの環境・人的資源をわかりやすく見える化し，アクセシビリティを高め，高齢者の行動変容を後押しすることが重要である。マップなどを作成する際には，対象範囲を広げすぎないように注意し，頻繁にアップデートするなどの工夫が必要であろう。

3) 組織や事業間の分野横断的連携

　地域におけるフレイル予防を効率的かつ効果的に進めるためには，組織や事業の枠を超えた分野横断的連携が不可欠である。千葉県柏市は，市民の健康づくりと健康長寿を推進するために「柏フレイル予防プロジェクト2025」という上位組織を立ち上げ，フレイル予防の概念のもと，様々な組織や事業の連携を試みている（図5）[8]。たとえば，柏市におけるフレイルチェックの実施主体は，介護予防センター，地域包括支援センター，社会福祉協議会，市民団体など多岐にわたっている。フレイルチェック後には，フレイルサポーターが，自身の所属するインフォーマルな組織

プロジェクト目標
フレイル予防の概念のもと，より早期からの「三位一体（栄養・運動・社会参加）」への包括的アプローチにより，いつまでも健康で充実した生活を営める健康長寿のまちをめざす。

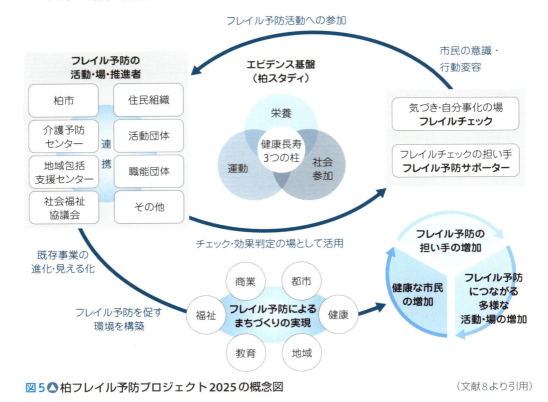

図5 柏フレイル予防プロジェクト2025の概念図 （文献8より引用）

の活動や，専門職能団体が実施するフレイル予防に係る地域活動を案内している。

フレイルという包括的概念を戦略的に利用することにより，組織や事業間の分野横断的連携が進むことが期待されている。

4）住民が主体的に実施する活動の促進

地域住民が積極的かつ主体的にフレイル予防に取り組むことができたとき初めて，その地域にフレイル予防が根付いたと言える。これには，フレイル予防に役立つスキルと地域貢献への情熱を合わせ持った地域住民を育て，継続的に活躍できるような「場」を提供することが必要であろう。

たとえば，神奈川県茅ヶ崎市では，転倒予防に関する介護予防事業を担う「ちがさき高齢者支援リーダー」の中から，多くのフレイルサポーターを養成している。フレイル予防の知識とスキルを身につけた「ちがさき高齢者支援リーダー」は，もともとの活動場所においても，より内容の濃い活動をすることが可能になっている。

本項では，地域におけるフレイルの早期発見，フレイル予防を担う地域人材の育成，そしてフレイル予防を通した健康長寿のまちづくりの重要性について述べた．地域におけるフレイル予防の取り組みを成功させることは，その地域だけではなく，高齢化の進むこれからの世界を健康にすることにもつながるだろう．

文献

1)　荒井秀典：フレイルの意義．日老医誌．2014；51(6)：497-501.
2)　Fried LP, et al：Frailty in older adults：evidence for a phenotype. J Gerontol A Biol Sci Med Sci. 2001；56(3)：M146-56.
3)　飯島勝矢，他：厚生労働科学研究費補助金（長寿科学総合研究事業）「虚弱・サルコペニアモデルを踏まえた高齢者食生活支援の枠組みと包括的介護予防プログラムの考案および検証を目的とした調査研究」平成24年度-平成26年度総合研究報告書. 2015.
4)　海老原　覚：フレイルとリハビリテーション．フレイルハンドブック―ポケット版―. 荒井秀典，編．ライフ・サイエンス, 2016, p31-3.
5)　内閣府：平成27年版高齢社会白書（概要版）
　　[http://www8.cao.go.jp/kourei/whitepaper/w-2015/gaiyou/27pdf_indexg.html]
6)　飯島勝矢：「食・運動・社会性」の複合型フレイル予防戦略の推進に向けて．在宅新療0→100. 2016；1(4)：337-41.
7)　飯島勝矢，他：老人保健健康増進事業等補助金（老人保健健康増進等事業）「口腔機能・栄養・運動・社会参加を総合化した複合型健康増進プログラムを用いての新たな健康づくり市民サポーター養成研修マニュアルの考案と検証（地域サロンを活用したモデル構築）を目的とした研究事業」事業実施報告書. 2016.
8)　柏市：平成28年度第3回フレイル予防プロジェクト2025推進委員会．2017年3月29日.
　　[http://www.city.kashiwa.lg.jp/soshiki/060200/p040715.html]

第2章 地域・病院におけるフレイル予防

2 病院におけるフレイル予防のための集団指導

佐竹昭介

概論

▶ フレイルは，健康寿命に危険信号が灯っている状態であるが，適切な対応を行うことで健康を維持・改善しうる。高齢者自身がフレイルの示す意味を認識することが大切であり，その援助をする啓発が重要である。

▶ 慢性疾患のため通院する高齢者にはフレイルが多く，その意味で病院での集団指導は有用である。

▶ 集団指導では，講義を主体とする方法やグループワークを主体とする方法などがある。自己の状態を認識するために，身体測定や体力評価，栄養評価などを取り入れるとともに，生活で実践できる内容を取り入れることが望ましい。

1 フレイル予防の意義

2014年5月，日本老年医学会は，従来「虚弱」や「老衰」と呼んでいた加齢に伴う心身の衰えを「フレイル」という名称に変更することを提唱した[1]。「フレイルとは，健康な状態から介護が必要になる中間段階（図1）[2]」と位置づけられているが，その重要な点は，フレイルには悪化予防や改善の手立てが残っている可能性が高く，この状態のうちに適切な対策を行うことで健康寿命を延ばせる，ということにある。逆に言えば，フレイルを放置すれば，介護が必要になる時期が早く訪れる危険が高い，ということである。

フレイルという用語が健康長寿を実現するために重要な概念であることを，個々の高齢者が認識し，自己の健康増進・寝たきり予防に役立てることが大切である。そのための有用な啓発手段として集団指導が挙げられる。

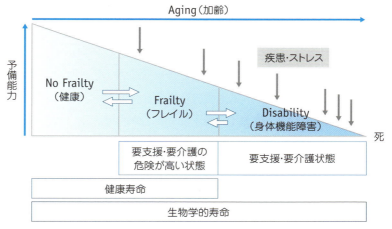

図1　フレイルの位置づけ　　　　　　　　　　　　　　　　　　　　（文献2より引用改変）

1）フレイルの認知度

　では，フレイルという用語は現時点でどの程度認知されているであろうか？　私たちは，2014年から2016年までの3年間，国立長寿医療研究センター病院の外来に通院する方々を対象に，フレイルの認知度をアンケート調査した。この調査は，毎年11月のある1週間（月～金の5日間）に限って実施されたもので，フレイルという用語を「知らない」「聞いたことはある（説明はできないが聞いたことがある程度）」「知っている（簡単に説明できる程度）」の3段階で回答を依頼した。アンケートの有効回答数は，2014年が991名，2015年が633名，2016年が598名と年々回答者数は減ってはいたが，フレイルという用語を「聞いたことがある」あるいは「知っている」と回答した人は，経年的に増加した（図2）。

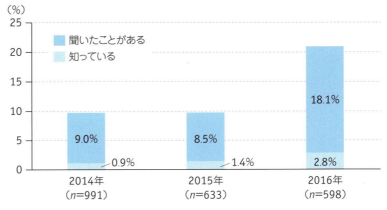

図2　フレイルの認知度

2015年から2016年にかけての増加は，我々の病院で「ロコモフレイル外来」という診療を開始したことが理由として考えられる。それは，フレイルという用語を知った情報源についてのアンケートで，テレビや雑誌によるマスメディアだけではなく，病院や医療スタッフから情報を得たと回答した人が従来以上に増加していたことから裏付けられる。

とはいえ，フレイルに関する認知度が，まだ低いことは否めない。我々は，アンケートに協力してもらった人に対し，「健康長寿教室テキスト」[3]を配布してさらなる啓発活動も行った。

2) フレイル高齢者の割合

次に，わが国のフレイル高齢者は，実際にどの程度の割合で存在するであろうか？　フレイルの統一した評価方法が確立されているわけではないため，この問いに答えるのは容易ではない。仮にフレイルを介護保険制度の区分に基づいて考えてみると，要介護の危険が高い二次予防事業対象者（旧：特定高齢者）や，何らかの生活への介助が必要ではあるが，そのような介助の軽減や悪化防止が可能と考えられる要支援高齢者というカテゴリーがおおむねフレイルに相当すると推測される。

このように，二次予防事業対象者と要支援高齢者をフレイル高齢者と考えた場合，2014年度における要支援高齢者が約171万名[4]，二次予防事業対象者が約305万名[5]であったため，わが国のフレイル高齢者は約476万名と推計され，65歳以上の高齢者の約15%がフレイルに該当すると考えられる。

ただし，二次予防事業対象者は，基本チェックリストを実施した約1,100万人の中で該当した高齢者に限られているため，おそらくもっと多くの高齢者がフレイル状態にあると推測される。これらの人々が要介護状態になることを予防していくには，フレイル予防の重要性を高齢者に啓発し，自助努力を支援することが重要になる。

2 フレイル予防のための集団指導

フレイルという用語の概念は，身体障害状態や多疾患を併せ持った状態（疾患併存状態）とは独立した概念とされるが，実際には，これらの状態を重ね併せているケースは多く[6]，病院に通院する高齢者ではフレイル有症率が高い[7]。したがって，疾患の管理とともに，フレイルの進行を予防する啓発活動を実施することは重要な意味を持つと思われる。

我々は，2014年度から，当院に通院する高齢者に対する集団指導とし
て「健康長寿教室」および「続・健康長寿教室」を試験的に行ってきた。こ
こでは，その内容や運営の実際について紹介したい（**表1**）。

1）当院における健康長寿教室

①目的と運営内容

　この教室の目的は，フレイルという言葉の示す意味や意義を，限りあ
る人生の中で自ら考え，自身の問題としてとらえ直して，健康の維持・増
進を行う手立てを考えるとともに，その助けとなる知識を身につけても
らうことであった。このため，教室の参加者には，教室の開始前に，身
体計測（身長，体重，脂肪量，筋肉量）と体力測定（歩行速度，握力評価），
栄養状態の評価，生活機能の評価を受けてもらい，自己の問題探しを行
う機会を提供した。

　教室は1カ月おきに年4回実施し，参加者は1クラスを20名までとし，
当院に通院する歩行可能な高齢者を対象とした。運営するスタッフは，医
師2名，看護師2名，理学療法士4名，管理栄養士1名で，1回の教室では，
講義形式の時間を20〜30分，自宅でも行ってもらえる体操を20〜30分
行った。講義については，運営スタッフで作成した「健康長寿教室テキス
ト」[3] をもとに行った。また，栄養補助食品を紹介し試飲する機会も設け
た。さらに，生活習慣の行動変容を援助する目的で，教室内で紹介した
運動を，スタッフの写真も入れたポスターとして配布するとともに，次
回の教室までに運動をどの程度行ったかを自己記録する運動記録カレン
ダーを渡し，習慣の変化などを評価した。

表1 ▼ 健康長寿教室の内容

運営方法	
開催期間	1クラス当たり4回／年
対象者	歩行可能な当院通院患者
定員	20名／クラス
告知方法	ポスター掲示
参加職種	医師，看護師，理学療法士，管理栄養士
内容	
①身体計測	
②各種評価	
③講義〔健康長寿教室テキスト（文献3）を使用〕	
④運動	
⑤栄養補助食品の試飲・提供	

②健康長寿教室の効果

初年度は35名（男性14名，女性21名）の参加登録があり，2クラスにわけて開催した。対象者は，当院の代謝内科，呼吸器科，高齢者総合診療科に通院する高齢者で，年齢層は65～91歳（中央値79歳）であった。このうち8名が介護認定を受けており，要支援1が3名，要支援2が2名，要介護1が2名，要介護2が1名であった。

初回に参加した27名（男性11名，女性16名）のうち，歩行速度低下（1.0m/秒以下）に該当した者は8名（29.6％）であったが，2回目以降はその割合が減った。初回と最終回のいずれにも参加した者は19名あったが，そのうちで歩行速度が0.1m/秒以上改善した者は14名（73.7％）であった。これは，身体機能の代表として歩行速度の重要性を教室で話す影響が大きく関わっていると推測され，一定の意識づけができている結果とも考えられた。さらにこの結果は，運動頻度調査や運動記録カレンダー活用度調査からも裏付けられ（図3），運動をしない人の割合は，初回の20％強から2回目以後は10％未満に減り，運動記録カレンダーを活用する割合もやや増加し，最終的には90％以上が一定の活用をすると回答していた。

これらの結果に基づけば，健康長寿教室での啓発活動は，「生活を活動的なものにする」という行動変容をもたらす可能性が期待できると思われる。

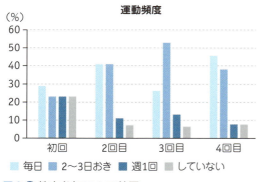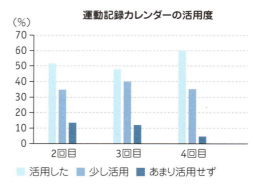

図3 ● 教室参加による効果

2）続・健康長寿教室

①目的と運営内容

「続・健康長寿教室」は，2年目から開催し，前年の「健康長寿教室」に参加した高齢者のうち希望者を対象とした。「健康長寿教室」は講義と運動体験を主体とした形式であったが，「続・健康長寿教室」ではグループ形式

に机を配置し，グループごとの討議や共同作業を取り入れ，参加者同士の積極的な関わりを促す試みを行った。

栄養に関するグループワークでは，個々のお弁当箱の型紙に，主食，主菜，副菜の写真をバランスよく配置する作業を行い，栄養バランスのとり方を実習した。参加者同士で，お互いの盛り付けについて説明し，バランスを考える上で何が大事なのかを話し合ってもらった。

また，日常生活における実践と行動変容を高める介入の一貫として「手作り栄養補助メニューの提案と試食」も行った。食物アレルギーがないことを確認後，同意の得られた者を対象に第2回～第4回の合計3回の教室で，各回1レシピの配布と試食を行い，作り方や栄養素の効果について説明した。

運動は，「健康長寿教室」で行った一般的な運動指導のみならず，病態を意識した運動（例：呼吸器疾患がある場合の運動，転倒予防の運動，認知機能を刺激する運動など）を紹介し，個々の疾患に応じて推奨される運動を紹介した。

さらにこの教室では，国立長寿医療研究センター看護部で作成した「意思決定支援ノート」を配布し，エンドオブライフを視野に入れた現在の在り方を意識した話し合いも行った。

②続・健康長寿教室の効果

続・健康長寿教室の参加者は，71～89歳（中央値79歳）の24名（男性9名，女性15名）であった。食生活の行動変容を調査するため，「手作り栄養補助メニューの提案と試食」に関するアンケートを行った。対象者は，初回から最終回（第5回）まですべてに参加した13名（男性5名，女性8名）で，そのうち自ら調理を行う者は9名であった。

紹介したメニューを「自宅で作ろうと思う」と回答した者は初回46.2％，2回目69.2％，3回目92.3％と，回を重ねるごとに増加した（図4）。「レシピを生活に取り入れた」者は，少し取り入れた者を含めると58％で，「教室に参加して食生活が良くなった」と回答した者は67％であった（図4）。

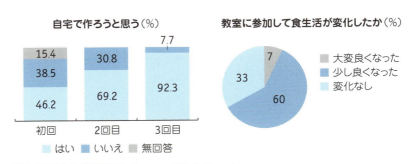

図4 ▲ 手作り栄養補助メニューのアンケート

これらのことから，教室におけるレシピの提案は一定の行動変容を促し，生活への実践度を高める可能性が示唆された。

また，調理法と食材の品数について，初回では「混ぜるだけ」，2回目では「加熱するが包丁を使わない」，3回目では「一般的な調理法（包丁を使い，加熱なども行う）」とし，使用食材の品数は初回から3回目にかけて徐々に増やした。「調理方法が難しい」と回答した者は，初回7.7%，2回目15.4%，3回目23.1%と，調理工程や食材の増加に伴い増えた。

さらに，「日常の栄養補助のための材料費にはどのくらい費やせるか」に対して平均196円であったが，中には30円と回答した者もあった。これらのことから，生活に基づいたレシピの提案は，高齢者の食生活に対する行動変容を促す可能性はあるが，混ぜるだけのレシピでさえも難しいと回答する者が7.7%あり，また，かけられる材料費にも個人差が大きく，個々の調理能力や経済力に応じた提案が必要であると示唆された。したがって，集団指導に加えて個人指導を行うことが効果的であると考えられた。

続・健康長寿教室では，エンドオブライフを視野に入れるため「意思決定支援ノート」を配布して，自身の来し方と行く末を俯瞰してもらう時間を作った。このノートの活用を紹介した16名（男性6名，女性10名）のうち，10名がノートを利用されたため，その感想をアンケート方式で尋ねた。「自分の今までの人生を振り返る機会になった」と答えた者が9名あり，「自分が将来受ける医療やケア，生活について考える機会になった」と回答した。このようなノートを利用することで，「将来の準備ができる」と全員が回答していたが，「希望が叶えられると思うか」に対して4名は「どちらとも言えない」と回答した。このような機会を持つことに対しては，すべての者が「よかったと思う」と前向きにとらえていた。フレイルという健康寿命の終焉にさしかかる分岐点を見つめる際には，人生全般を眺めて現実の立ち位置を知ってもらうことも重要であると思われた。

3 集団指導と個人指導

高齢者は多様であり，併存する疾患や心身の状態，社会的環境や境遇も人それぞれである。したがって，知識の提供や動機づけという点では集団指導が有用と考えられるが，自己の問題を見直しながら，自分の行いうる手立てを計画していく段階では，個人指導が重要になる。集団指導と個人指導を併用しながら，フレイル予防の手立てを講じることが重要である。

1) 日本老年医学会：フレイルに関する日本老年医学会からのステートメント．
   [http://www.jpn-geriat-soc.or.jp/info/topics/pdf/20140513_01_01.pdf]
2) 葛谷雅文：老年医療におけるSarcopenia & Frailtyの重要性．日老医誌．2009；46(4)：279-85．
3) 国立長寿医療研究センター老年学・社会科学センターフレイル研究部：健康長寿教室テキスト．
   [http://www.ncgg.go.jp/cgss/organization/documents/20160630kennkoutyoujutext.pdf]
4) 厚生労働省：平成26年度介護保険事業状況報告（年報）概要．
   [http://www.mhlw.go.jp/topics/kaigo/osirase/jigyo/14/dl/h26_gaiyou.pdf]
5) 厚生労働省：平成26年度介護予防事業及び介護予防・日常生活支援総合事業（地域支援事業）の実施状況に関する調査結果（概要）．
   [http://www.mhlw.go.jp/file/06-Seisakujouhou-12300000-Roukenkyoku/0000077238_3.pdf]
6) Fried LP, et al：Frailty in older adults：evidence for a phenotype. J Gerontol A Biol Sci Med Sci. 2001；56(3)：M146-56.
7) Satake S, et al：Prevalence of frailty among community-dwellers and outpatients in Japan as defined by the Japanese version of the Cardiovascular Health Study criteria. Geriatr Gerontol Int. (In press)

第3章 各疾患におけるフレイル予防

1 口腔疾患におけるフレイル予防

枝広あや子

> **概論**
>
> ▶ フレイルサイクルの個々の構成要素に口腔機能との関連があり，特に臼歯部咬合を維持し咀嚼機能を維持することがフレイル予防となる。
>
> ▶ 些細な口腔機能低下は自覚しにくいことから，地域在住高齢者に対しては早期に定期的な評価を行うこと，自分事にするための戦略が必要である。
>
> ▶ 口腔機能維持は食生活改善と併せて生活の中で習慣化することが重要である。

1 フレイルと口腔疾患の関係

　Xueらによるサルコペニアを中心とするフレイルサイクル（cycle of frailty）においては，食欲低下および摂取量低下と栄養バランスの悪化が低栄養や体重減少を引き起こし，歩行速度低下や易疲労感，日常生活活動の低下などフレイルの起点になることを示している[1]。経口摂取をする地域在住高齢者の「食」の議論をする際に，「口腔」の議論は避けては通れないものであることから，口腔のフレイル，すなわち「オーラルフレイル」の概念が構築されてきている。本項ではフレイルに陥りやすい口腔疾患および状態像に焦点を当て，アプローチについて触れる。

1) 咬合とフレイル

　フレイルサイクルの個々の構成要素と口腔機能との関連については多くの報告がなされている。たとえば食欲や摂食量低下については，臼歯を中心とした歯の喪失による咀嚼機能の低下が蛋白質の摂取量の減少，体重減少や低栄養リスクを引き起こすと報告されている[2]～[5]。口腔衛生の低下による歯肉を含む口腔内の炎症，また粘膜疾患など口腔内の何らかのトラブル，味蕾機能低下による味覚低下でも食欲低下を起こす原因になる[6]。

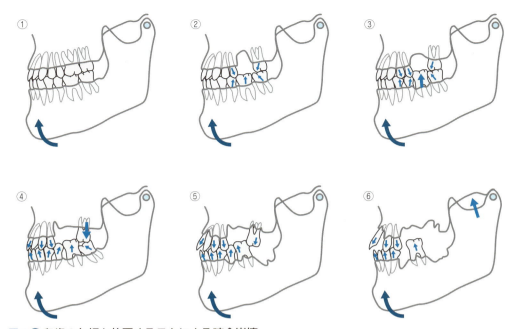

図1 ▲ 臼歯の欠損を放置することによる咬合崩壊
太矢印は欠損により大幅に移動,あるいは強く力学的負荷がかかる部分

　ヒトの口腔内には通常28本(智歯を入れると32本)の歯があるが,多くは上下の歯が1対2の関係で咬合接触して(咬み合って)いる。咀嚼機能の中心は咀嚼筋の筋力と臼歯であり,臼歯が喪失し上下の臼歯の咬合接触が減少すると,食物の咀嚼が困難になることはよく知られている。

　ところが臼歯を数本喪失しても,現代では柔らかい食物がすぐに入手可能である上,咀嚼が不十分なまま嚥下することができるうちは困難を感じない高齢者も少なくない。しかしながら臼歯部の咬合接触が減少したまま過ごしているうちに,バランスの崩れた咬み方による物理的な応力によって,しだいに残存歯は顎骨内を移動し,咬合接触面積が減る上,歯周病に罹患しやすい口腔へと変化していく(図1)。残存歯の傾斜・移動と歯周病,さらに歯の喪失から,徐々に咀嚼しない生活に変化していき,結果的に咀嚼筋の筋力低下を生じさせてしまう。臼歯部咬合の喪失,無歯顎状態は睡眠時無呼吸の有病率を増大させ,睡眠の質を低下させることが指摘されている[7]。睡眠の質の低下は意欲低下,転倒リスクの増大,身体活動量の低下に関与することは論を俟たない。

2) 咀嚼筋・舌とフレイル

咀嚼筋は複数の筋（咬筋，側頭筋，外側翼突筋，内側翼突筋）の総称であるが，咬合力の中心的は咬筋が担っている。経皮的な咬筋触診法による緊張時の咬筋活動は，咬筋厚や咬合力とも有意な関連があり[8]，また握力や体細胞指数（body cell mass index）との関連[9]も報告されている。地域在住高齢者における咀嚼機能の低下はAWGS基準のサルコペニアに有意に関連していることも示唆され[10]，さらに閉じこもりのリスク因子であるとの報告もある[11]ことは，口腔機能低下が審美性や構音，喪失感など精神心理面および社会参加に影響することをも示唆している。

一方，咀嚼機能は補綴治療（形態回復）によりある程度補うことが可能なものである。歯を喪失しても義歯やインプラントなどの補綴治療を行うことで咬合が維持され（両側の臼歯部に咬合接触が確保され），最大咬合力および咀嚼機能をある程度確保することが可能である。歯の喪失や咀嚼機能の低下は握力や開眼片足立ち時間と[12][13]，最大咬合力はTimed Up & Go Testとの関連が報告されている[14]。同様に残存歯または義歯により両側の臼歯部咬合が確保されている地域在住高齢者では，義歯がなく片側でしか咬合していない者よりファンクショナルリーチにより評価した身体のバランス機能が有意に優れていたと報告されている[15]。

また咀嚼機能は咬合だけでなく唾液との混和と食塊形成も含むことから，舌の機能も大いに関与している。食べ物の咀嚼や移送に多大な寄与をしている舌は，横紋筋が中心のいわば筋肉の塊である。内舌筋は上下左右前後に走行する筋線維が入りまじり，協調して収縮することで，舌を自由に変形させることができる。舌を含む口腔粘膜は，加齢により萎縮し弾性が低下し，舌内部の筋線維体積の減少，結合組織内の脂肪組織の増加が相まって舌の可動性の低下が起こる[16]。舌の筋量は全身的な筋量低下とともに低下し，全身の力学バランスにも影響する。たとえば舌の巧緻性の指標であるオーラルディアドコキネシスは握力と関連し[17]，また口腔内での舌と口蓋の接触面積が広いものでは姿勢バランスが優れていることが報告されている[18]。さらに舌運動の協調性の低下，最大舌圧と舌圧持続時間の減少によって，咽頭圧の低下に伴う嚥下障害が出現する[19]。また，総義歯で，咀嚼や嚥下の困難を感じている女性は低栄養，フレイル，死亡のリスクが高いとの報告もある[20]。

以上より，口腔機能の低下はフレイルサイクル全体に関与していることになり，口腔機能の低下はフレイルの前駆症状もしくは加速因子のひとつであると言える（図2）[21]。

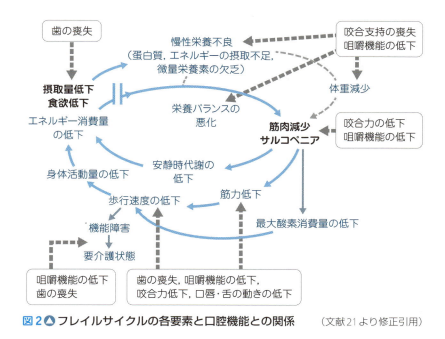

図2 ● フレイルサイクルの各要素と口腔機能との関係　（文献21より修正引用）

2 口腔機能低下へのアプローチ

1）背景

　高齢期の歯科医療は，かつては「加齢変化により歯が欠損することで経口摂取障害が生じる」ことが発端となり，形態障害の回復（義歯治療などの補綴治療），さらには欠損の予防の概念から8020運動に代表されるヘルスプロモーションが進められてきた。"残存歯が20本あることが食品の咀嚼を容易にする"ことを根拠に「8020運動」と名付けられた経緯がある。

　このヘルスプロモーションは功を奏し，1989年では80歳の高齢者で20本の歯を残す者は1割未満であったが，直近の2011年の調査では80歳の38.3％が8020達成者（20本の歯を残している）と報告されている。高齢者の残存歯が維持されるようになった現在，課題はむしろ形態障害すなわち硬組織の障害ではなく，咀嚼および摂食嚥下機能に代表される機能障害すなわち軟組織の障害に移行してきている。近年，わが国において我々が行った地域在住高齢者約5,000名を対象とした横断調査の結果では，残存歯数はフレイルに有意に影響しておらず，舌の巧緻性および咀嚼筋，筋肉量，高齢者用うつ尺度（GDS），Mini-Mental State Examination（MMSE）の関与が確認された[22]。このことは残存歯が多く，欠損補綴され咬合には問題がなくても，咀嚼筋や舌など口腔の軟組

織の機能が低下している者は，咀嚼や食塊形成が困難となり，食欲低下や低栄養のリスクが生じることを示唆している。

介護予防事業においては，老年症候群予防のひとつとして口腔機能低下の予防が位置づけられた。口腔に関する介護予防サービスは口腔機能への効果が認められたと報告されている[23]が，主観的な口腔機能低下のない高齢者には必要性を実感しにくいものでもあったため，残念ながらサービスの利用は一定数にとどまっていた。

2014年度からは，う蝕（むし歯），歯周疾患など歯科疾患の早期発見を中心とした従来の歯科健診に加え，咀嚼機能や摂食嚥下機能などの口腔機能低下の早期発見を目的として国庫補助により後期高齢者歯科健診が整備され，少しずつ実施されてきている（図3）[24]。

前述のように高齢者の口腔機能の些細な低下は，食事の質の選択や咀嚼回数を減らし丸飲みすることで，主観的に気づきにくくなる面がある。国民の健康長寿をサポートするために，口腔機能の軽度低下をオーラルフレイルと名づけ，「オーラルフレイルの予防」という新しい考え方を広める必要がある[25]。

2) 予防を他人事から自分事へ

地域在住高齢者のオーラルフレイル予防への戦略としては，全身の衰えに関わる些細な"口の衰え"が早期に適切に評価されることで，高齢者がオーラルフレイルを認識し問題意識を持つこと，いわゆる"自分事にする"ことが第1のステップである。

口腔は地域に暮らすほとんどの者が毎日何気なく使う器官であるが，フレイル予防あるいはオーラルフレイル予防などヘルスプロモーションの対象となる地域高齢者には，口腔機能のメカニズムを熟知する者は多くない。用語も聞きなれないものばかりであるため，言葉の説明だけでは理解が進まない上，主観的な機能低下を自覚してからでは指導効果が現れないこともしばしばである。

したがって，主観的な機能低下がない時期において"自分事にする"動機づけを行うためには"実感""疑似体験"が必要である[26]。たとえば"舌を動かさずにクッキーを咬んでも飲みこめない"という体験を通して，舌運動の重要性を疑似体験してもらう，などである。

3) 毎日・習慣化への戦略

軟食，偏食やバランスの悪い食生活，咀嚼しない習慣を改善するには，まず歯科治療により口腔内を咬める状態に整える必要があるが，それだ

けでなく食生活の改善をめざした食事指導と口腔機能トレーニングが必要である[27)28)]。

　フレイル予防のための栄養対策は他項にゆずるが，フレイル予防のための咀嚼機能維持という観点で言えば，自立した地域高齢者に対しては毎日楽しく美味しく咀嚼して予防行動をとることが勧められる。すなわち歯科治療や口腔機能訓練のみを行うよりも，日々の食事を通して口腔機能を改善するほうが栄養状態も改善し効率的である[21)]。咀嚼を促すために咀嚼が必要となる形態の肉類やそれらの調理法を含めて紹介することで，咀嚼回数を増やし，口腔機能を改善することが望める。また，咀嚼を必要とする食物繊維の多い生野菜や根菜類，海藻類の摂取を促すことも，咀嚼機能の改善だけでなく，便秘による食欲低下を改善し，かつ高齢者に不足しがちなビタミン・ミネラルの補給につながる可能性がある。全身の健康状態が咀嚼能力の改善につながるという報告もあることから[29)]，口腔環境を整備した後は，低下した口腔機能を改善するための訓練を行うのと同時に，栄養状態や運動習慣も改善する必要がある。

4) 気づきを増やすために

　従来の医療保険制度では対応が困難であった口腔機能低下に対する早期発見，早期対応には，対象者をいかにして選定するかが重要である。口腔機能低下の背景に疾患の存在がないことと，可逆的だと思われる状態だと確認するための歯科医院への受診，必要があれば脳血管障害，神経筋疾患や認知症を含む変性疾患，代謝性疾患等についての診断も必要である。疾患が原因である口腔機能低下に対しては，まずは医療保険での対応を行い，その上で可及的に機能維持を図る指導を行う。

　高齢者自身が些細な"口の衰え"に気づくことで，食事を通してオーラルフレイルを予防，改善し，自立した望む暮らしを長期間続けられる。このように支援する視点を専門職が持ち，関係職種との協働によるアプローチを検討すべき時期が来ている。身体，精神・心理，社会といった多面性を持つフレイルに対して，地域において1つひとつ事例を積み重ねながら，口腔機能の維持改善だけでなく栄養，運動など包括的な介入が重要であることを検証し啓発していく必要がある。

高齢者歯科口腔健診票（例示）

　年　　月　　日　　記入者

氏　名		男・女	生年月日	明・大・昭　　年　　月　　日（　　歳）		
住　所	（〒　　－　　　）		Tel	（　　）　　－		
			身長	cm	体重　　kg	BMI

　以下の囲み内の内容を適宜参考にして、健診項目を作成すること。ただし口腔機能に着目した咀嚼能力評価、舌機能評価、嚥下機能評価については1項目以上を選択することが望ましい。

■歯の状態

右	8	7	6	5	4	3	2	1		1	2	3	4	5	6	7	8	左

> 記入にあたり用いる記号（例）
> 健全：／
> う蝕歯：C（未処置歯）
> 処置歯：○　　喪失歯：△
> 欠損補綴歯：FD, PD, In
> ブリッジの場合：Br

- 現在歯数（　　本），処置歯数（　　本），未処置歯数（　　本）
- 義歯の部位（上顎：総義歯・局部　　下顎：総義歯・局部）
- 義歯の状況（有→適合状況　良好・義歯不適合・義歯破損　無→義歯の必要性　あり・なし）
- インプラント（有・無）

■咬合の状態　※1　（評価法は資料における評価から選択）

■咀嚼能力評価　※2　（良好・普通・要注意）（評価法は資料における問診・実測評価から選択）

■舌機能評価　※3　　（良好・普通・要注意）　1）舌の力（舌圧計等）　2）舌の巧緻性
　　　　　　　　　　　　　　　　　　　　（評価法は資料における問診・実測評価から選択）

■嚥下機能評価　※4　（良好・普通・要注意）（評価法は資料における問診・実測評価から選択）

■粘膜の異常：なし・あり（　　　　　　　　　　　　　　　）

■口腔衛生状況　※5　（評価法は資料における評価から選択）

■口腔乾燥　※6　（評価法は資料における評価から選択）

■歯周組織の状況　※7　（評価法に関しては資料参照）

健診結果
- 問題なし
- 要指導：口腔清掃・義歯管理・食事指導・その他（　　　　　　　　　　　）
- 要治療：う蝕・歯周疾患・義歯・その他（　　　　　　　　　　　）
その他特記事項（　　　　　　　　　　　　　　　　　）

図3 ● 高齢者歯科口腔健診票（例示）と高齢者歯科口腔保健質問票（案）

（文献24, p10〜11より引用改変）

高齢者歯科口腔保健質問票（案）

Q1 現在、ご自分の歯や口の状態で気になることはありますか　　はい　　いいえ

Q1-2 　　Q1で「はい」の場合、該当するもの全てに○をつけてください

　　　1. 嚙み具合　2. 外観　3. 発話　4. 口臭　5. 痛み　6. 飲み込みにくい　7. 口の渇き

　　　8. 歯科治療が中断している　9. 義歯（入れ歯）の具合がわるい　10. その他

Q2 ご自身の歯は何本ありますか

　　（かぶせた歯（金歯・銀歯）、さし歯，根だけ残っている歯も本数に含めます）

　　（なお成人の歯の総本数は親知らずを含めて32本です）

　　20本以上　　19本以下→本数をご記入ください（　　）本

Q3 自分の歯または入れ歯で左右の奥歯をしっかりとかみしめられますか

　　　左右両方かめる　　　片方　　　両方かめない

Q4 歯をみがくと血が出ますか　　　　　　　　　　　　　いつも　時々　いいえ

Q5 歯ぐきが腫れてブヨブヨしますか　　　　　　　　　　いつも　時々　いいえ

Q6 冷たいものや熱いものが歯にしみますか　　　　　　　いつも　時々　いいえ

Q7 かかりつけの歯科医院がありますか　　　　　　　　　はい　　いいえ

Q8 現在、次のいずれかの病気で治療を受けていますか

　　→該当するもの全てに○をつけてください

　　過去にかかったことがあるが、現在は治療をうけていないものには×をつけてください

　　　1. 糖尿病　2. 脳卒中　3. 心臓病　4. がん　5. 肺疾患（肺炎含む）　6. 骨粗鬆症

Q9 自分の歯には自信があったり、人からほめられたことがありますか

　　　　　　　　　　　　　　　　　　はい　どちらともいえない　いいえ

Q10 間食（甘い食べ物や飲み物）をしますか　　　　　　毎日　　時々　　いいえ

Q11 たばこを吸っていますか　　　　　　　　　　　　　はい　　いいえ

Q12 夜、寝る前に歯をみがきますか　　　　　　　　　　毎日　　時々　　いいえ

Q13 フッ素入り歯磨剤（ハミガキ）を使っていますか　　はい　　いいえ　　わからない

Q14 歯間ブラシまたはフロス（糸ようじ）を使っていますか　毎日　　時々　　いいえ

Q15 ゆっくりよく嚙んで食事をしますか　　　　　　　　毎日　　時々　　いいえ

Q16 歯科医院等で歯みがき指導を受けたことはありますか　はい　　いいえ

Q17 年に1回以上は歯科医院で定期健診をうけていますか　はい　　いいえ

Q18 半年前に比べて固いものが食べにくくなりましたか　　はい　　いいえ

Q19 お茶や汁物等でむせることがありますか　　　　　　はい　　いいえ

Q20 入れ歯を使っていますか　　　　使っている　持っているが使っていない　持っていない

図3 ● 高齢者歯科口腔健診票（例示）と高齢者歯科口腔保健質問票（案）　続き

文 献

1) Xue QL, et al：Initial manifestations of frailty criteria and the development of frailty phenotype in the Women's Health and Aging Study Ⅱ. J Gerontol A Biol Sci Med Sci. 2008；63(9)：984-90.

2) Moynihan P, et al：Researching the impact of oral health on diet and nutritional status：methodological issues. J Dent. 2009；37(4)：237-49.

3) Kikutani T, et al：Relationship between nutrition status and dental occlusion in community-dwelling frail elderly people. Geriatr Gerontol Int. 2013；13(1)：50-4.

4) Okada K, et al：Association between masticatory performance and anthropometric measurements and nutritional status in the elderly. Geriatr Gerontol Int. 2010；10(1)：56-63.

5) Tamura BK, et al：Factors associated with weight loss, low BMI, and malnutrition among nursing home patients：a systematic review of the literature. J Am Med Dir Assoc. 2013；14(9)：649-55.

6) Sanford AM：Anorexia of aging and its role for frailty. Curr Opin Clin Nutr Metab Care. 2017；20(1)：54-60.

7) Heidsieck DS, et al：Management of obstructive sleep apnea in edentulous patients：an overview of the literature. Sleep Breath. 2016；20(1)：395-404.

8) Ohara Y, et al：Masseter muscle tension and chewing ability in older persons. Geriatr Gerontol Int. 2013；13(2)：372-7.

9) Gaszynska E, et al：Masseter muscle tension, chewing ability, and selected parameters of physical fitness in elderly care home residents in Lodz, Poland. Clin Interv Aging. 2014；9：1197-203.

10) Murakami M, et al：Relationship between chewing ability and sarcopenia in Japanese community-dwelling older adults. Geriatr Gerontol Int. 2015；15(8)：1007-12.

11) Shinkai S, et al：[Incidence and prognosis of, and risk factors for the home-bound in a community elderly population]. Nihon Koshu Eisei Zasshi. 2001；48(9)：741-52.

12) Moriya S, et al：Analysis of moment structures for assessing relationships among perceived chewing ability, dentition status, muscle strength, and balance in community-dwelling older adults. Gerodontology. 2014；31(4)：281-7.

13) Tsakos G, et al：Tooth loss associated with physical and cognitive decline in older adults. J Am Geriatr Soc. 2015；63(1)：91-9.

14) Iinuma T, et al：Maximum occlusal force and physical performance in the oldest old：the Tokyo oldest old survey on total health. J Am Geriatr Soc. 2012；60(1)：68-76.

15) 小林　恒, 他：口腔内状態が平衡感覚に与える影響について―特に60歳以上の女性を対象に―. 体力・栄養・免疫誌. 2014；24(3)：164-7.

16) 谷口裕重, 他：高齢者の嚥下障害. 静脈経腸栄養. 2013；28(5)：1069-74.

17) Izuno H, et al：Physical fitness and oral function in community-dwelling older people：a pilot study. Gerodontology. 2016；33(4)：470-9.

18) 佐藤恭子, 他：下顎安静位における舌のポジションと安静空隙・身体バランスとの関連について. 日全身咬合学会誌. 2014；20(2)：48-51.

19) 小野高裕, 他：摂食・嚥下障害患者への対応―舌圧測定と舌接触補助床―. 日補綴会誌. 2013；5(3)：247-53.

20) Semba RD, et al：Denture use, malnutrition, frailty, and mortality among older women living in the community. J Nutr Health Aging. 2006；10(2)：161-7.

21) Xue QL, et al：Initial manifestations of frailty criteria and the development of frailty phenotype in the Women's Health and Aging Study Ⅱ. J Gerontol A Biol Sci Med Sci, 2008；63(9)：984-90.

22) Watanabe Y, et al：Relationship between frailty and oral function in community-dwelling elderly adults. J Am Geriatr Soc. 2017；65(1)：66-76.

23) Sakayori T, et al：Evaluation of a Japanese"Prevention of long-term care"project for the improvement in oral function in the high-risk elderly. Geriatr Gerontol Int. 2013；13(2)：451-7.

24) 厚生労働省：後期高齢者医療の被保険者に係る歯科健診査について（情報提供）. 平成26年5月27日
[http：//www.ousda.jp/cmsdesigner/data/entry/saisin_news/saisin_news.04882.00000002.pdf]p9-15

25) 平野浩彦：オーラルフレイルの概要と対策. 日老医誌. 2015；52(4)：336-42.

26) 平野浩彦，他：実践！ オーラルフレイル対応マニュアル. 東京都福祉保健財団，2016, p90-1.

27) Bradbury J, et al：Nutrition counseling increases fruit and vegetable intake in the edentulous. J Dent Res. 2006；85(5)：463-8.

28) Moynihan PJ, et al：Do implant-supported dentures facilitate efficacy of eating more healthily? J Dent. 2012；40(10)：843-50.

29) Miura H, et al：Relationship between general health status and the change in chewing ability：a longitudinal study of the frail elderly in Japan over a 3-year period. Gerodontology. 2005；22(4)：200-5.

第3章 各疾患におけるフレイル予防

2 循環器疾患における フレイル予防

池田義之，大石　充

概論

▶冠動脈疾患を有する患者では，有しない場合と比較してその後の3年間におけるフレイルへの進展リスクが有意に高い。

▶歩行速度が低下したフレイルは，心血管疾患発症のリスクとなる。

▶心不全はフレイルの構成要因であるサルコペニアをきたし，運動耐容能の低下を呈する。

▶有酸素運動を主体とした運動療法は，心不全患者の運動耐容能を改善させる。

▶一部の栄養素補充は，heart failure with preserved ejection fraction（HFpEF）患者の運動耐容能を改善させる。

▶HFpEFでは，脂肪沈着と筋肉量減少が併存した「サルコペニア肥満」を呈することがあり，適切なカロリー制限と運動療法の併用が有用である。

1 はじめに

　加齢とともに身体の予備能力は低下し，一定以上に低下すると要介護状態に至る。介護が必要になる手前の段階，すなわち，自立した生活を送れているものの，健康障害を起こしやすい身体機能が低下した脆弱な状態をフレイル（Frailty，虚弱）と言う。フレイルは，高齢期に全身の生理的予備能力が様々な要因により低下することでストレスに対する脆弱性が増加し要介護状態に陥りやすいため，全身の血液循環を司る生理機構に障害を生じる循環器疾患は，フレイルに影響を及ぼすことが推察される。実際フレイルは高齢心血管疾患患者の25〜50％にみられ，心血管疾患とフレイルとの間に関連性が示唆されている。

2 心血管疾患とフレイルとの強い相関関係

「The Zutphen Study」では，オランダのZutphenに住む40〜59歳の男性1,088名のうち，1960年に878名がはじめに登録された。この参加者の約50％が死亡した1985年よりさらに登録者が追加され，その後心血管疾患に関するサーベイが行われた。このコホート研究では，フレイルではない男性の28％のみに心血管疾患の合併を認めたのに対して，フレイル状態にあった男性の実に68％に虚血性心疾患を合併していた（オッズ比4.1，95％信頼区間1.8〜9.3）[1)2)]。

本研究によってフレイルと心血管疾患との関係が初めて明らかにされたが，さらに2001年に発表された「Cardiovascular Health Study」では，4,735名の高齢者において心血管疾患を有する場合にはフレイルの合併率が約3倍に増加することが示された（オッズ比2.79，95％信頼区間2.12〜3.67）[3)]。さらにフレイルではない心血管疾患患者の7年生存率が43％であることに対して，フレイルを有する心血管疾患患者の7年生存率はわずか12％であった（オッズ比1.63，95％信頼区間1.27〜2.08）[3)]。

これらの研究によりフレイルと循環器疾患との強い関係性が明らかとなったが，どちらが原因でどちらが結果であるかの因果関係については明確ではない。

1）冠動脈疾患・虚血性心疾患とフレイル

心臓は絶えず拍動し血液を全身に循環させるポンプとして機能しており，エネルギー需要や酸素消費量が比較的多い臓器である。心臓表面には冠動脈が走行しているが，心臓はこの冠動脈内を流れる血液から栄養や酸素を供給されている。加齢に伴い血管は硬くなりプラーク形成から内部が狭窄する動脈硬化をきたすが，冠動脈に動脈硬化性狭窄病変が形成され，心臓への酸素供給が減少し，心筋酸素消費量と供給量のバランスが破綻することから，胸痛などの胸部症状を生じ心ポンプ機能が低下する疾患が虚血性心臓病である。胸痛や心ポンプ機能低下が可逆的である狭心症の段階でも十分患者のQOLを損なう病態であるが，不可逆的な状況まで進展した心筋梗塞では永続的な心ポンプ機能障害をきたすことから，その後の患者の運動耐容能低下や予後に大きく影響を及ぼす。

The Women's Health Initiative Observational Study（WHI-OS）では，研究開始時にフレイル状態になかった集団において，冠動脈疾患を有していた集団では有さない集団と比較してその後の3年間におけるフレ

イルへの進展リスクが有意に高いことが示された（オッズ比1.71，95％信頼区間1.24～2.36）[4]。同研究では高血圧患者集団や糖尿病患者集団でも将来的なフレイル進展リスクが有意に上昇していることが述べられている（高血圧：オッズ比1.18，95％信頼区間1.08～1.29，糖尿病：オッズ比1.40，95％信頼区間1.11～1.76）。高血圧や糖尿病は動脈硬化の主たる危険因子であり冠動脈疾患・虚血性心臓病の発症リスクを増大させることからも，冠動脈疾患・虚血性心臓病やその危険因子がフレイル進展に関する一連の原因となることが示された研究である。

　一方，フレイルが冠動脈疾患・虚血性心臓病の予後を規定するという多くの研究が存在する。The Health, Aging, and Body Composition Study（HABC）はフレイルが心血管疾患発症リスクとなることを初めて明らかにした研究である[5]。3,075名を対象とした研究において，400m歩行時間が362秒よりも長い歩行速度が低下した集団では，400m歩行時間が290秒未満の歩行速度低下のない集団と比較して，その後の心血管疾患発症が有意に増大しており（オッズ比1.61，95％信頼区間1.05～2.45），4.9年間の総死亡率も高値であった（オッズ比3.23，95％信頼区間2.11～4.94）。

　歩行速度が心血管イベントに影響を及ぼすという同様の研究は他にも数多く存在する。イタリアの一般住民コホート研究Pro.V.Aでは，65歳以上の一般住民の中でベースライン時にフレイル・心血管疾患・癌・認知症のなかった人において，プレフレイルが心血管疾患発症に及ぼす影響を，心血管疾患（冠動脈疾患，心不全，脳卒中，末梢動脈疾患，心臓血管疾患死）の新規発症を評価項目として検討している。イタリア・パドヴァ市周辺2地域の住民からランダムに登録された65歳以上の白人3,099名（女性1,854名，男性1,245名）のうち，プレフレイルの高齢者で心血管合併症のなかった1,567名を4.4年間追跡したところ，551例で心血管疾患が発症し（心血管疾患死84例，重度の狭心症27例，急性心筋梗塞36例，心不全249例，脳卒中8例，末梢動脈疾患147例），プレフレイルと心血管疾患発症には有意な関連が認められた。心血管疾患危険因子，炎症マーカー，HbA1cレベルで調整を行ったところ，フレイル1項目・2項目該当者はともに非フレイル群に比べ心血管疾患リスクが有意に高かった（ハザード比1.25，95％信頼区間1.05～1.64，$p=0.03$，1.79；1.27～2.52，$p=0.001$）。

2) 心不全とフレイル・サルコペニア

　循環器疾患の病態で最もフレイルとの関連性が証明されている病態は心不全であろう。心不全患者の実に15〜75%にフレイルが合併するという多数の報告がある[6]。心不全には急速に循環動態が破綻する急性心不全と，慢性に経過する慢性心不全があり，「心臓に器質的および/あるいは機能的異常が生じて急速に心ポンプ機能の代償機転が破綻し，心室拡張末期圧の上昇や主要臓器への灌流不全をきたし，それに基づく症状や徴候が急性に出現，あるいは悪化した病態」と定義される病態が急性心不全であり[7]，「慢性の心筋障害により心臓のポンプ機能が低下し，末梢主要臓器の酸素需要量に見合うだけの血液量を絶対的にまた相対的に拍出できない状態であり，肺，体静脈系または両系にうっ血をきたし日常生活に障害を生じた病態」が慢性心不全である[8]。

　Friedの提唱するフレイル診断5項目のひとつに筋力がある。筋肉量や筋力が低下した状態をサルコペニアと呼び，身体的フレイルの重要な要素となっている。サルコペニアは加齢以外に明らかな原因が認められない「一次性サルコペニア」と，疾患や症候による「二次性サルコペニア」に分類され，二次性サルコペニアには，廃用・寝たきりなど活動に関連したサルコペニアと，様々な原因により低栄養となることが起因となる栄養関連サルコペニアがある。

　Studies Investigating Co-morbidities Aggravating Heart Failure（SICA-HF）研究では，200名の慢性心不全患者で筋肉量をDXAで評価したところ，慢性心不全の20%にサルコペニアが合併していた[9]。サルコペニア群では非サルコペニア群と比較して，握力，大腿四頭筋筋力，最大酸素消費量，下肢運動時間，左室駆出率，6分間歩行距離，歩行速度が有意に低く，IL-6が有意に高かった。さらに多変量解析により，サルコペニアは最大酸素消費量と独立した関連を認めた。

　日本における研究でも同様に，慢性心不全患者の25%にサルコペニアの合併を認めたという報告がある[10]。慢性心不全の病態で認められるサルコペニアの原因としては，末梢組織における低還流から骨格筋組織で虚血を生じ，酸化ストレスの増大や炎症性サイトカインの産生増加を介して，ミトコンドリア機能が障害されることでエネルギー産生が低下する心臓悪液質により，骨格筋における血管内皮機能障害，slow twitch fiber I 型からfast twitch fiber II 型への筋線維変化を生じ，結果，骨格筋障害をきたしている[11][12]。

　最近，収縮能が保たれた心不全の病態が着目されている。従来心不全

として知られている「左室駆出率低下に代表される左室収縮機能障害により生じる心不全」とは異なり，「左室駆出率が保持されている心不全」が心不全症例の約30〜60％を占めることが明らかとなった。このような心不全は左室拡張能障害が原因であり，heart failure with preserved ejection fraction（HFpEF）と呼ばれる。一方，左室駆出率が低下した心不全をheart failure with reduced ejection fraction（HFrEF）と呼ぶ[13]。HFpEFは高齢者，とりわけ女性に多く高血圧が先行することが多い病態であるが，HFpEF患者においても活動性の低下や食思不振・筋肉量減少や質の変化からサルコペニアを生じ，結果フレイルに陥りやすいことが報告されている[14)15)]。

3 循環器疾患によりフレイルに陥らないための対策

これまで，循環器疾患とフレイルとの間に強い関連性があり，お互い原因にもまた結果にもなりうることを概説してきた。中でも前述した心不全の病態に罹患した場合には，生命維持の根源である血液循環が低下してフレイルに陥るため，適切な対応が必要であることは言うまでもない。心不全に罹患した際には循環動態が破綻しないよう対策を講じ，また心不全の病因となるような虚血性心疾患に罹患した際は心不全の病態へ進展しないよう対策を講じることになる。

では，ひとたびこれらの循環器疾患に罹患してしまった患者がその後フレイルに陥らないようにするためにはいかなる対策を講じるべきであろうか。その手段として広く用いられるのが心臓リハビリテーションである[16]。

1）心臓リハビリテーションによる対策

運動療法は心臓リハビリテーションの核となる方法であり，最高酸素摂取量（peak oxygen uptake：peak $\dot{V}O_2$）の40〜85％，あるいは最高心拍数の50〜90％の運動強度による有酸素運動を1日20〜40分間行い，週3回以上の頻度で12週間以上継続した場合に最も安定した効果が得られるとされる。さらに現在では嫌気性代謝閾値（anaerobic threshold：AT）レベルの運動強度の有酸素運動が一般的に推奨される[16]。運動療法により，運動耐容能の改善，心肺機能の改善，血管内皮機能の改善，炎症の軽減，骨格筋機能や質の改善など，様々な効果が確認されている[16)17)]。

有酸素運動の有用性はHFpEF患者でも有効であることが報告されてお

り[18]，2015年に発表されたメタ解析では，運動療法によりHFpEF患者の最大酸素消費量の増加，心筋拡張能の指標であるMinnesota Living With Heart Failureスコアの改善が得られることが明らかとなった[18]。心不全患者では呼吸筋機能も障害されており，フレイルとなる運動耐容能低下をきたしている。近年，HFpEF患者では横隔膜の筋力低下と筋線維の萎縮という「横隔膜サルコペニア」により呼吸筋力の低下や運動耐容能の低下をきたしていることが明らかにされており[19]，さらに，呼吸筋機能の改善を目的とした呼吸筋リハビリを12週間行った場合，HFpEF患者の運動耐容能が改善したという報告がなされている[20]。

2) 栄養による対策

　心不全に伴う心臓悪液質はサルコペニアからフレイルに陥る重要な要素である悪液質を規定する因子に低栄養があることからも，心不全患者に対する栄養改善というアプローチが，後続するフレイルの予防に有効である可能性があり，各種アミノ酸やホルモンの補充が心不全患者に有効であることが期待されている。近年，アミノ酸から生合成されるビタミン様物質L–カルニチンの不足がHFpEF患者の左室拡張能障害や低運動耐容能と相関しており，L–カルニチンの補充により運動耐容能が改善したという報告がある[6]。一方，アミノ酸補充が効果を有しないという報告もあり，栄養素補充による効果に関しては，今後のさらなる研究が待たれる。

　HFpEFにおけるサルコペニアには2つのタイプが存在する。1つは高度の悪液質を呈しているものであるが，もう1つは脂肪沈着と筋肉減少が併存した「サルコペニア肥満」である。このサルコペニア肥満に対しては，カロリー制限と運動療法の併用が有効であることが報告されている[21]。

4 おわりに

　近年のフレイルに関する目覚ましい研究により，循環器疾患とフレイルとの関連やその機序が明らかになった（図1）。現在，循環器疾患からフレイルに至る過程への介入方法に注目が集まりつつある。

　しかし，従来指摘されているような，運動療法が心不全患者のサルコペニアに有用であるというエビデンス以外の方法では，明らかな介入効果が示されたエビデンスは少ない。また，心不全患者のサルコペニアや予後に対する運動療法の効果に関してはエビデンスが多いものの，運動療法の主体をなす有酸素運動は施行可能な患者が比較的若年であり，持

続的な運動を施行可能な患者に限定される。これは運動療法に関して今後克服すべき問題点である。

総じて循環器疾患におけるフレイル予防としての介入方法はまだ十分確立したとは言えず，超高齢化により循環器疾患・フレイルともに増加しているわが国では，さらなる研究の発展が待たれる状況である。

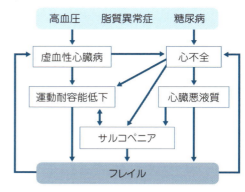

図1 ● 循環器疾患とフレイル

文献

1) Kromhout D, et al：Dietary fibre and 10-year mortality from coronary heart disease, cancer, and all causes. The Zutphen study. Lancet. 1982；2(8297)：518-22.
2) Chin A Paw MJ, et al：How to select a frail elderly population? A comparison of three working definitions. J Clin Epidemiol. 1999；52(11)：1015-21.
3) Newman AB, et al：Associations of subclinical cardiovascular disease with frailty. J Gerontol A Biol Sci Med Sci. 2001；56(3)：M158-66.
4) Woods NF, et al：Frailty：emergence and consequences in women aged 65 and older in the Women's Health Initiative Observational Study. J Am Geriatr Soc. 2005；53(8)：1321-30.
5) Newman AB, et al：Association of long-distance corridor walk performance with mortality, cardiovascular disease, mobility limitation, and disability. JAMA. 2006；295(17)：2018-26.
6) Kinugasa Y, et al：The challenge of frailty and sarcopenia in heart failure with preserved ejection fraction. Heart. 2017；103(3)：184-9.
7) 日本循環器学会，他：循環器病の診断と治療に関するガイドライン（2010年度合同研究班報告）急性心不全治療ガイドライン（2011年改訂版）．
8) 日本循環器学会，他：循環器病の診断と治療に関するガイドライン（2009年度合同研究班報告）慢性心不全治療ガイドライン（2010年改訂版）．
9) Fülster S, et al：Muscle wasting in patients with chronic heart failure：results from the studies investigating co-morbidities aggravating heart failure (SICA-HF). Eur Heart J. 2013；34(7)：512-9.
10) Narumi T, et al：Sarcopenia evaluated by fat-free mass index is an important prognostic factor in patients with chronic heart failure. Eur J Intern Med. 2015；26(2)：118-22.
11) Anker SD, et al：Wasting as independent risk factor for mortality in chronic heart failure. Lancet. 1997；349(9058)：1050-3.
12) Josiak K, et al：Skeletal myopathy in patients with chronic heart failure：significance of anabolic-androgenic hormones. J Cachexia Sarcopenia Muscle. 2014；5(4)：287-96.

13）Paulus WJ, et al：A novel paradigm for heart failure with preserved ejection fraction：comorbidities drive myocardial dysfunction and remodeling through coronary microvascular endothelial inflammation. J Am Coll Cardiol. 2013；62(4)：263-71.

14）Morley JE, et al：Frailty consensus：a call to action. J Am Med Dir Assoc. 2013；14(6)：392-7.

15）Upadhya B, et al：Sarcopenic obesity and the pathogenesis of exercise intolerance in heart failure with preserved ejection fraction. Curr Heart Fail Rep. 2015；12(3)：205-14.

16）日本循環器学会，他：循環器病の診断と治療に関するガイドライン（2011年度合同研究班報告） 心血管疾患におけるリハビリテーションに関するガイドライン（2012年改訂版）.

17）Crimi E, et al：Mechanisms by which exercise training benefits patients with heart failure. Nat Rev Cardiol. 2009；6(4)：292-300.

18）Pandey A, et al：Exercise training in patients with heart failure and preserved ejection fraction：meta-analysis of randomized control trials. Circ Heart Fail. 2015；8(1)：33-40.

19）Yamada K, et al：Inspiratory muscle weakness is associated with exercise intolerance in patients with heart failure with preserved ejection fraction：a preliminary study. J Card Fail. 2016；22(1)：38-47.

20）Palau P, et al：Effects of inspiratory muscle training in patients with heart failure with preserved ejection fraction. Eur J Prev Cardiol. 2014；21(12)：1465-73.

21）Kitzman DW, et al：Effect of caloric restriction or aerobic exercise training on peak oxygen consumption and quality of life in obese older patients with heart failure with preserved ejection fraction：a randomized clinical trial. JAMA. 2016；315(1)：36-46.

第3章 各疾患におけるフレイル予防

3 腎疾患における フレイル予防

加藤明彦

概論

▶ CKDステージG3b（eGFR＜45mL／min／1.73m²）からフレイルに陥りやすい。

▶ 透析患者では2人または3人に1人がフレイルを合併している。

▶ CKD患者のフレイルは，末期腎不全への移行，合併症，生命予後の危険因子である。

▶ フレイルのある高齢CKD患者では，蛋白質制限よりもフレイル予防のための食事を優先する。

▶ 定期的な運動に加え，腎性貧血治療，polypharmacyの是正，口腔保清がフレイル予防に有用である。

症例

主訴	特になし（腎機能低下の精査加療）
現病歴	76歳，男性。近医に高血圧症で30年来通院していたが，腎機能が徐々に低下するため当院を紹介受診した。
既往歴	40歳　高血圧症，68歳　慢性閉塞性肺疾患，73歳　ラクナ脳梗塞，76歳　不安定狭心症
初診時所見	身長158cm，体重43.5kg，BMI 17.4kg／m²，血圧110／50mmHg，脈拍78／分，下腿浮腫なし，下腿筋の萎縮あり
初診時検査	血清クレアチニン2.34mg／dL，推算糸球体濾過量22mL／min／1.73m²，血清尿素窒素48.4mg／dL，血清アルブミン4.0g／dL，総コレステロール194mg／dL，ヘモグロビン9.6g／dL，尿蛋白（1＋）（0.75g／gクレアチニン），尿潜血（－），超音波検査で両腎萎縮あり
経過	最近4カ月間で体重が4kg減っており，家庭内では座りがちな生活で食事量が少ないことが判明した。さらに，5分前のことを忘れる，薬の自己管理が難しい，引っ越したばかりで近所との付き合いが少ないなどの症状があり，フレイル状態であった。 そこで，処方薬数を減らすとともに，貧血に対して赤血球造血刺激（ESA）製剤を開始した。食事については，蛋白質制限は行わずに減塩のみを指導し，定期的な散歩と趣味である竹細工の再開を勧めた。また，複数のう歯を認めたために，歯科受診してもらった。その結果，体重減少はなくなり，血清クレアチニンは3mg／dL前後で安定した。また，ヘモグロビン値も11.5g／dLまで上昇し，活動的な生活を送れるようになった。

1 はじめに

慢性腎臓病（chronic kidney disease：CKD）は，成人の8人に1人が有する国民病である。CKDは，①1人当たりの年間医療費が400〜500万円（≒全労働者の平均年収）必要な透析患者数が全国で32万人を超え，新規透析導入の抑制が社会的・医療経済的に求められていること，②CKD患者は心血管イベントの発症リスクが高いこと，などの理由から，国を挙げての対策が進められている。また，最近の疫学調査[1]では，日本人高齢者がCKD（推算糸球体濾過量＜60mL/min/1.73m^2）を有すると，要介護であるリスクが1.44倍高いことが報告されており，介護予防の面からもCKD対策の重要性が再認識されている。

CKD患者は高齢者が多く，フレイルを合併しやすい。最近の研究[2]により，CKD患者ではフレイルがあると末期腎不全に進みやすく，生命予後も不良であることが明らかになっている。そこで，本項ではCKD患者におけるフレイルの現況を紹介するとともに，CKD患者におけるフレイル予防について概説する。

2 フレイルとprotein-energy wasting（PEW）との関連

CKD患者の栄養障害は，一般的にはPEWと呼ばれる[3]。フレイルとPEWの診断項目とも「（意図しない）体重減少」が含まれるが，フレイルでは年間5％以上の体重減少に対して，PEWでは3カ月で5％以上，半年で10％以上となっており，両者の基準が異なる。

3 CKD患者におけるフレイルの現況

1）保存期CKD

最近のシステマティックレビュー[4]によると，保存期CKDのフレイルはこれまで18報から報告されている。フレイルの評価法は，基本的なFriedモデル[5]が11報と最も多く，ついでFriedモデルを簡素化したものが2報である。その他には，Frailty Check List，Groningen Frailty Index，Frailty Index，Clinical Frailty Index，Population based approachがそれぞれ1報である。

　フレイルの頻度は，報告によって大きく異なる。Friedモデルでも7〜42%とバラつきがある。全体としてみると，フレイルはCKDステージG3b（推算糸球体濾過量（eGFR）＜45mL/min/1.73m²）以降から陥りやすくなり，CKDステージの進行とともに合併率が高くなる。

　CKD患者のフレイルは，末期腎不全および死亡の危険因子のひとつである。フレイルがあると，末期腎不全への移行および死亡のリスクは約2.5倍も高くなる。特に体重減少（3.2倍），身体活動度の低下（2.1倍），歩行速度低下（1.8倍）を認める場合には危険である[2]。

2) 透析患者

　透析患者のフレイルについてはこれまで14報で報告されている[4]。代表的なものを表1に示す。末期腎不全（透析）期には合併率が高く，Friedモデルで30〜46.3%に認める。歩行速度や握力の代わりにSF-36の身体機能を用いて評価したFriedモデル変法では，フレイルの頻度は48.4〜

表1 ▼ 透析患者のフレイル

1. 血液透析

N（対象）	頻度	評価法	アウトカム	論文
維持患者2,275名 （58.2±15.5歳）	67.7% （予備群を含む）	Friedモデル変法	死亡 入院	文献6
導入患者1,576名 （59.6±14.2歳）	73.3%	Friedモデル変法	死亡	文献7
維持患者146名 （60.6±13.6歳）	41.8% （予備群32.2%）	Friedモデル	死亡	文献8
維持患者95名 （60.5±12.6歳）	46.3% （予備群28.4%）	Friedモデル	転倒	文献9
維持患者778名 （57.1±14.3歳）	31.4%	Friedモデル	体脂肪量 浮腫率	文献10
導入患者390名 （63±15歳）	25.9%（スコア5以上） 26.6%（スコア4, 予備群）	Clinical Frail Scale	死亡	文献11
導入患者1,053名 （median, 63歳）	76.7%	Friedモデル変法	転倒 骨折	文献12
導入患者324名 （54.8±13.3歳）	34.0% （予備群37.7%）	Friedモデル	認知機能の低下	文献13

2. 腹膜透析

N（対象）	頻度	評価法	アウトカム	論文
維持患者193名 （60.6±12.1歳）	Severe　　22.8% Moderate　17.1% Mild　　　29.5%	The Frailty Score （質問形式）	入院期間 （腹膜炎, 生命予後とは無関係）	文献14
Assist PD患者129名 （median, 76歳）	51.9%（スコア5以上）	Clinical Frail Scale	HD患者と同頻度 （42.6%）	文献15

78％である。血液透析患者において，フレイルは認知機能の低下，骨折・転倒，新規入院，生命予後と関連することが示されている（**表1-1**）[6~13]。

腹膜透析患者の報告は2報のみであり，Friedモデルを用いた検討はない。フレイルは約半数の患者に合併しており，臨床的には入院期間の延長と関連する。一方，腹膜炎や生命予後との関連性は明らかでない（**表1-2**）[14)15]。

3) 腎移植患者

腎移植患者では，腎移植した前後でフレイルの割合が変化する。移植前ではフレイルの頻度は19.8％であるが，移植1カ月後には33％へ増える。しかし，2カ月後は27.7％，3カ月後は17.2％と低下するため，長期的にみれば腎移植はフレイルを改善させる可能性がある[16]。また，術前にフレイルがあると，移植腎の機能回復が遅くなり，生命予後が悪くなることが報告されている[17]。

4 フレイルの防止

冒頭の症例で示したように，CKD患者のフレイル防止には栄養面，運動面からのアプローチだけでなく，腎性貧血の治療，polypharmacyの是正，口腔ケアなども重要となる。

1) 栄養面からのアプローチ

フレイルの防止には，十分なエネルギー量を補充して必要な蛋白質（アミノ酸）を確保することが重要である。特に，分岐鎖アミノ酸（branched-chain amino acid：BCAA）は筋蛋白の約30~40％を構成する必須アミノ酸であり，筋蛋白合成を促進，分解を抑制する。そのため，BCAAを豊富に含む乳製品や動物性蛋白の摂取が有用である。

CKD患者では，ステージに応じて蛋白質摂取量が推奨されている。「慢性腎臓病に対する食事療法基準2014年版」（日本腎臓学会）[18]では，CKDステージG3b以降では0.6~0.8g/kg理想体重/日の蛋白質摂取量を推奨しているが，高齢者では同じステージからフレイルのリスクが高くなる。したがって，高齢CKD患者の蛋白質摂取量は，まずはフレイルの有無でカテゴリー化するのが個人的にはよいと思われる（**図1**）[19]。

もしフレイル予備軍と判断されれば，まずはフレイルに対する食事を優先し，蛋白質制限は行わずに減塩中心で指導する。一方，フレイルがなければ，CKDステージG3b以降は透析導入までの期間を延長する目

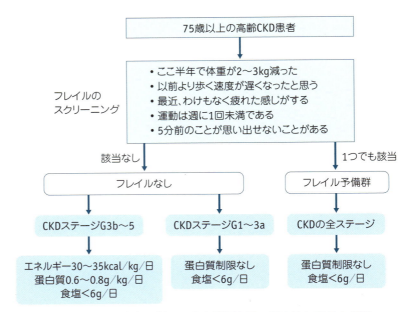

図1 後期高齢CKD患者に対する蛋白質摂取量の基本的な考え方（案）
（文献19より引用）

的で，必要エネルギーを確保した上で，蛋白質0.8g/kg体重/日を目標とした指導を行う。アドヒアランスが良くその後もフレイルが認められない場合は，0.6～0.8g/kg理想体重/日の蛋白質制限を継続してもよいと思われる（図1）。

一方，透析患者は透析日を中心に食事摂取量が少ない。血清アルブミンが4.0g/dL以下，または過去3ヵ月に体重が5％以上減った血液透析患者に対して経腸栄養剤（1缶：200mL，エネルギー400kcal，蛋白質14g）を2～3缶/日投与すると，3ヵ月後には骨格筋量が増えることが観察されている[20]。また後ろ向き解析では，血液透析中に経口で栄養補給を行うと，血清アルブミンとは無関係に死亡率が低下した[21]。ただし，経腸栄養剤からはエネルギーで7～10kcal/kg/日，蛋白質で0.3～0.4g/kg/日しか補充できない。したがって，日頃の食事からエネルギー20kcal/kg/日，蛋白質0.4～0.8g/kg/日以上摂取されていないと，経腸栄養剤を追加しても必要栄養量までは確保できない。

そのほか，フレイル予防に有用な栄養素として，必須脂肪酸のn-3系多価不飽和脂肪酸や天然型ビタミンDがある。血清C-reactive protein（CRP）が陽性の血液透析患者に対して，高用量（2.9g/日）のn-3系多価不飽和脂肪酸を12週間経口投与すると，前腕の骨格筋分解が抑制されることが報告されている[22]。

2) 運動面からのアプローチ

CKD患者において，定期的な運動は身体機能の改善に有用なことが報告されている。保存期CKD患者に対する運動療法の報告は少ないものの，生活指導とともに定期的なレジスタンス＋有酸素運動を12カ月間行うことで，CKDステージG3～4患者では最大酸素摂取量（$\dot{V}O_2peak$）や体重減少が改善する[23]。

血液透析患者は透析中にレジスタンス＋有酸素運動をすることで，$\dot{V}O_2peak$や握力，歩行速度が改善する[24]。イタリアの多施設ランダム化比較試験では，自宅で週3日（非透析日）の軽度～中等度のウォーキング（10分間×2回）を行って段階的に1分間当たりの歩数を増やすと，半年後には6分間歩行距離や椅子立ち上がり時間が改善する[25]。

3) 腎性貧血治療

貧血は$\dot{V}O_2peak$を低下させるため，フレイルに悪影響する。海外の地域在住高齢女性を対象とした観察研究[26]では，ヘモグロビンが正常（13.5g/dL）な場合と比較し，11.5g/dLでは約1.9倍，12.0g/dLでは1.5倍，フレイルのリスクが高かった。同様に，日本人高齢女性で貧血（ヘモグロビン＜12g/dL）があると，握力は有意に低い（17.6±0.9 vs 20.7±0.4 kg，$p<0.01$）[27]。

透析患者では，ESA製剤によってヘモグロビン値を10g/dL以上へ上昇させると，疲労感は34.6％改善する[28]。また，透析患者のヘマトクリットをESA製剤で30％から42％へ上昇させると，$\dot{V}O_2peak$が上昇することも報告されている[29]。

4) polypharmacyの是正

polypharmacy（多剤投与）はフレイルの危険因子である。フレイルのあるCKD患者では，平均10.5種類の薬剤が処方されているが，10種類以上を処方されている患者ではフレイルの頻度が高い（54 vs 38％）[30]。また，急性期脳卒中リハビリテーションを行った日本人CKD患者では，入院時に6種類以上の薬剤を内服していると，リハビリテーションによる機能的自立度評価表における運動項目に対する効果が十分でないことも報告されている[31]。

血液透析患者では10～12種類の薬剤が処方されており，リン吸着薬だけで1日平均6.7錠を内服している[32]。今後，polypharmacyを是正することで，CKD患者のフレイル予防に有用かについては，検証が必要である。

5) 口腔保清

　口腔保清を保って残存歯数をできるだけ増やすことは，フレイル予防に不可欠である。1989年から厚生労働省と日本歯科医師会が中心となり，「80歳になっても20本以上自分の歯を保とう」という「8020運動」が提唱され，歯周病やう歯を予防して歯の喪失をできるだけ少なくするキャンペーンが展開されている。しかし，約20％の透析患者は歯がまったくなく，約2/3の患者では14本以上のう歯を認め，これらの患者では生命予後が悪い[33]。しかし，1日2分以上の歯みがきやデンタルフロスやマウスウォッシュの利用，定期的に歯科受診するなどの口腔ケアを行っている透析患者では，生命予後が良いことも報告されている[33]。

5　おわりに

　CKD患者では，CKDステージG3b以降（eGFR＜45mL/min/1.73m^2）からフレイルに陥りやすくなり，末期腎不全（透析）期になると3人または2人に1人が合併している。CKD患者のフレイルは要介護だけでなく，末期腎不全への進行，合併症，生命予後に対する危険因子である。また，腎移植の際は移植腎の生着成績にも影響する。そのため，CKD患者では常にフレイルの有無に気を配る必要がある。

　もし，「フレイル（予備軍）」と判断された場合は，栄養および運動の両面から介入する必要がある。CKDステージG3b以降でも，一時的に蛋白質制限を中止し，フレイル対策の食事療法を優先すべきである。また，血液透析患者は特に透析日に食事摂取量や活動量が少なくなるため，透析時の栄養補給や運動が有用である。

　最近，CKD患者のフレイルに対する介入として，ヘモグロビン11g/dL以上を目標としたESA製剤による腎性貧血治療，polypharmacyの是正，定期的な口腔ケアなどが検討されている。これらアプローチの有用性は十分には検証されていないものの，栄養と運動療法と一緒に実践することでCKD患者のフレイル対策が向上することが期待される。

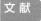

1) Yamada M, et al：Chronic kidney disease (CKD) is an independent risk factor for long-term care insurance (LTCI) need certification among older Japanese adults：a two-year prospective cohort study. Arch Gerontol Geriatr. 2013；57(3)：328-32.
2) Roshanravan B, et al：A prospective study of frailty in nephrology-referred patients with CKD. Am J Kidney Dis. 2012；60(6)：912-21.
3) Fouque D, et al：A proposed nomenclature and diagnostic criteria for protein-energy wasting in acute and chronic kidney disease. Kidney Int. 2008；73(4)：391-8.
4) Chowdhury R, et al：Frailty and chronic kidney disease：A systematic review. Arch Gerontol Geriatr. 2017；68(Jan-Feb)：135-42.
5) Fried LP, et al：Frailty in older adults：evidence for a phenotype. J Gerontol A Biol Sci Med Sci. 2001；56(3)：M146-56.
6) Johansen KL, et al：Significance of frailty among dialysis patients. J Am Soc Nephrol. 2007；18(11)：2960-7.
7) Bao Y, et al：Frailty, dialysis initiation, and mortality in end-stage renal disease. Arch Intern Med. 2012；172(14)：1071-7.
8) McAdams-DeMarco MA, et al：Frailty as a novel predictor of mortality and hospitalization in individuals of all ages undergoing hemodialysis. J Am Geriatr Soc. 2013；61(6)：896-901.
9) McAdams-DeMarco MA, et al：Frailty and falls among adult patients undergoing chronic hemodialysis：a prospective cohort study. BMC Nephrol. 2013；14：224.
10) Johansen KL, et al：Association between body composition and frailty among prevalent hemodialysis patients：a US Renal Data System special study. J Am Soc Nephrol. 2014；25(2)：381-9.
11) Alfaadhel TA, et al：Frailty and mortality in dialysis：evaluation of a clinical frailty scale. Clin J Am Soc Nephrol. 2015；10(5)：832-40.
12) Delgado C, et al：Association of Self-Reported Frailty with Falls and Fractures among Patients New to Dialysis. Am J Nephrol. 2015；42(2)：134-40.
13) Mara A, et al：Frailty and Cognitive Function in Incident Hemodialysis Patients. Clin J Am Soc Nephrol. 2015；10(12)：2181-89.
14) Ng JK, et al：Frailty in Chinese Peritoneal Dialysis Patients：Prevalence and Prognostic Significance. Kidney Blood Press Res. 2016；41(6)：736-45.
15) Iyasere OU, et al：Quality of Life and Physical Function in Older Patients on Dialysis：A Comparison of Assisted Peritoneal Dialysis with Hemodialysis. Clin J Am Soc Nephrol. 2016；11(3)：423-30.
16) McAdams-DeMarco MA, et al：Changes in frailty after kidney transplantation. J Am Geriatr Soc. 2015；63(10)：2152-7.
17) McAdams-DeMarco MA, et al：Frailty and mortality in kidney transplant recipients. Am J Transplant. 2015；15(1)：149-54.
18) 日本腎臓学会, 編：慢性腎臓病に対する食事療法基準2014年版. 日腎会誌. 2014；56(5)：553-99.
19) Yamada M, et al：Predictive Value of Frailty Scores for Healthy Life Expectancy in Community-Dwelling Older Japanese Adults. J Am Med Dir Assoc. 2015；16(11)：1002. e7-11.

20) Sezer S, et al：Long-term oral nutrition supplementation improves outcomes in malnourished patients with chronic kidney disease on hemodialysis. JPEN J Parenter Enteral Nutr. 2014；38(8)：960-5.

21) Weiner DE, et al：Oral intradialytic nutritional supplement use and mortality in hemodialysis patients. Am J Kidney Dis. 2014；63(2)：276-85.

22) Deger SM, et al：High Dose Omega-3 Fatty Acid Administration and Skeletal Muscle Protein Turnover in Maintenance Hemodialysis Patients. Clin J Soc Nephrol. 2016；11(7)：1227-35.

23) Howden EJ, et al：Effects of exercise and lifestyle intervention on cardiovascular function in CKD. Clin J Am Soc Nephrol. 2013；8(9)：1494-501.

24) Heiwe S, et al：Exercise training in adults with CKD：a systematic review and meta-analysis. Am J Kidney Dis. 2014；64(3)：383-93.

25) Manfredini F, et al：Exercise in patients on dialysis：a multicenter, randomized clinical trial. J Am Soc Nephrol. 2017；28(4)：1259-68.

26) Chaves PH, et al：Impact of anemia and cardiovascular disease on frailty status of community-dwelling older women：the Women's Health and Aging Studies I and II. J Gerontol A Biol Sci Med Sci. 2005；60(6)：729-35.

27) Yamada E, et al：Low haemoglobin levels contribute to low grip strength independent of low-grade inflammation in Japanese elderly women. Asia Pac J Clin Nutr. 2015；24(3)：444-51.

28) Johansen KL, et al：Systematic review of the impact of erythropoiesis-stimulating agents on fatigue in dialysis patients. Nephrol Dial Transplant. 2012；27(6)：2418-25.

29) Stray-Gundersen J, et al：Neither hematocrit normalization nor exercise training restores oxygen consumption to normal levels in hemodialysis patients. J Am Soc Nephrol. 2016；27(12)：3769-79.

30) Ballew SH, et al：Frailty, kidney function, and polypharmacy：The Atherosclerosis Risk in Communities (ARIC) Study. Am J Kidney Dis. 2017；69(2)：228-36.

31) Kose E, et al：Impact of polypharmacy on the rehabilitation outcome of Japanese stroke patients in the convalescent rehabilitation ward. J Aging Res. 2016；2016：7957825.

32) Fissell RB, et al：Phosphate binder pill burden, patient-reported non-adherence, and mineral bone disorder markers：Findings from the DOPPS. Hemodial Int. 2016；20(1)：38-49.

33) Palmer SC, et al：Dental health and mortality on people with end-stage kidney disease treated with hemodialysis：A multinational cohort study. Am J Kidney Dis. 2015；66(4)：666-76.

第3章 各疾患におけるフレイル予防

4 糖尿病における フレイル予防

杉本　研，楽木宏実

概論

▶ 糖尿病とフレイル，サルコペニアは互いに影響しあい悪循環を形成しているため，フレイル，サルコペニアを早期に同定し対策を講じることが求められる。

▶ フレイル，サルコペニアの予防または治療として，運動と栄養補充の有用性は確立されつつあるが，糖尿病患者を対象にしたエビデンスはまだない。

▶ フレイルを呈する患者に適した糖尿病治療薬や血糖コントロール目標については，エビデンスが不足している。

▶ フレイルを早期に同定し予防することは，糖尿病患者の健康寿命を改善するのみならず，フレイルを早期に同定し，フレイル予防を考慮した治療を行うことは，糖尿病患者の健康寿命を改善するのみならず予後改善にも寄与する可能性がある。

症例

主訴	血糖コントロールの悪化
現病歴	78歳，女性。60歳時に2型糖尿病を指摘されるも放置。65歳から経口血糖降下薬を開始されたが，HbA1c 8％前後で推移。70歳からインスリン導入され血糖コントロールはHbA1c 7％前後に改善するも，血糖自己測定にて低血糖（血糖値70mg／dL未満）を週に数回認めていた。
既往歴	72歳 労作性狭心症にて経皮的冠動脈形成術（PCI）施行
初診時所見	BMI 26.5kg／m²。高齢者総合機能評価：IADL 6／8，MMSE 25／30，GDS 6／15，フレイル評価（J-CHS）：最近疲れやすくなった，握力低下，活動性低下に該当
経過	軽度認知機能障害とIADL低下があり，インスリン治療中のためHbA1c 7〜8％を目標としインスリン量を減量した。食後のレジスタンス運動を中心とした運動習慣を持つこと，社会活動に参加することを指導した。1年後の評価でIADL 7／8，GDS 4／15に改善，フレイル評価は握力低下のみ該当し，血糖コントロールはHbA1c 7.5％前後となり低血糖の頻度は減少した。

1 糖尿病とフレイルの関係

　高齢化の進行に伴い，フレイルを評価することの重要性に対する認識が高まってきている。最近の研究成果から，糖尿病とフレイル，サルコペニアの関係が明らかになりつつあり，その基盤にインスリン抵抗性や炎症などの存在が考えられ，相互に悪循環を形成すると考えられている。

1) 糖尿病はフレイル，サルコペニアを促進させるか

　HbA1c 8％以上の糖尿病とHbA1c 5.5％未満の非糖尿病との間でフレイルと歩行速度低下の頻度を検討した報告[1]では，糖尿病でフレイルは約3.3倍，歩行速度低下は2.8倍と有意に高率であった[BMIや血中サイトカイン（IL-6）濃度，併発症で補正後]。また，様々な病態において，加齢と筋量低下度で定義したサルコペニアとの関連を検討した報告[2]では，糖尿病では健常者より数年早くサルコペニアを呈した。以上から，糖尿病はサルコペニア促進因子であることが示唆される。

　糖尿病で筋量低下が発生する機序については，インスリン抵抗性と炎症の観点からの報告が多い。骨格筋細胞において，IGF1-Akt-mTORシグナルは筋蛋白合成経路，Akt-FoxO経路は筋蛋白分解経路であることが知られている。インスリン抵抗性ではmTORシグナルは抑制される一方でFoxO経路が亢進することから，筋分解が筋合成を上回るため筋量減少，すなわちサルコペニアが誘導される。IL-6やTNFαなどの炎症性サイトカインは各受容体を介した同様のシグナル機序により筋量減少を誘導する。

　また，最近話題のオートファジーは，その過活性化，不全ともに筋萎縮を誘導する[3]ことが知られている。さらに，糖尿病性神経障害を呈する糖尿病患者ではサルコペニアの頻度が高いとされており[4][5]，神経筋接合異常による筋萎縮，筋力低下が生じることがその機序と考えられる。

　以上から，臨床的にも基礎的にも糖尿病はサルコペニア促進因子であり，加齢が加わることによりさらに要介護，死亡リスクが上昇するため，高齢糖尿病患者では，早期からのサルコペニアの同定が求められる（図1）[6]。

2) サルコペニア肥満

　糖尿病では肥満を合併することが多いが，高齢者においても両者の合併は多くみられる。肥満は心血管病発症リスクが高い病態であるが，それにサルコペニアが併存するサルコペニア肥満は，サルコペニア単独，

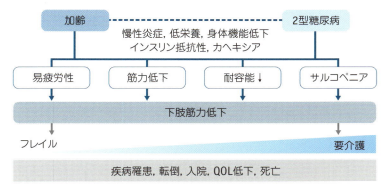

図1 ◯ 糖尿病が加齢とともにサルコペニア，フレイルを促進
加齢により，易疲労性や耐容能の低下，サルコペニアが生じるが，2型糖尿病もインスリン抵抗性や炎症を介してそれらを誘導し，フレイルを促進させることにより，要介護，死亡に至る

（文献6より引用改変）

肥満単独よりも身体機能が低下しやすい病態として注目されている。サルコペニア肥満は，相対的な脂肪量増加に伴う肥大化脂肪細胞由来のアディポサイトカインにより炎症が惹起され筋量低下が助長されると考えられ，前述の機序がより強調された病態であると理解できる。

実際，糖尿病患者（男性平均BMI 25.5kg/m^2，女性平均BMI 27.8kg/m^2）の筋力体重比（筋質）がインスリン抵抗性指標（HOMA-R）と相関すること[7]，サルコペニアの有無にかかわらず肥満者でHOMA-Rは高値であるが，サルコペニア肥満者は非サルコペニア肥満者と比較しインスリン分泌能が低いことなどが示されている[8]。また，肥満や2型糖尿病患者では骨格筋内脂肪蓄積がみられ，インスリン抵抗性を惹起させること，さらに筋内に蓄積した終末糖化産物（AGE；Advanced Glycation End Products）が筋力低下やミトコンドリア機能低下に関連すること[9]などが報告されており，これらも糖尿病または肥満における筋量，筋力低下の一因であると考えられる。

サルコペニア肥満者は，健常者のみならず肥満単独やサルコペニア単独より転倒や要介護リスクが高かった[10]。また，ベースラインで心血管病の既往のない65歳以上の高齢者を対象とした前向き検討では，サルコペニア肥満は，肥満単独やサルコペニア単独と比較し，心血管病発症リスクが高かった（23%増加）[11]。65歳以上の高齢者を対象としたわが国の検討では，うつ傾向，重度うつともに，サルコペニア肥満においてサルコペニア単独，肥満単独より有意に高率に認められた（図2）[12]。

以上から，サルコペニア肥満は健康寿命が短縮しやすく予後不良であるため，肥満を合併する高齢糖尿病患者では，フレイルやサルコペニアを早期に同定することが求められる。

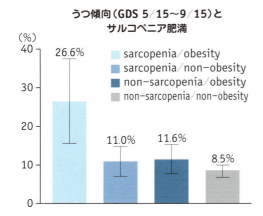
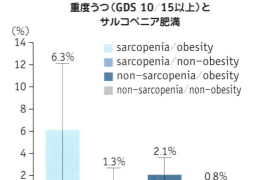

図2 ● サルコペニア肥満と高齢者うつとの関係
65歳以上の高齢者（n＝1,731）を対象とした検討（柏スタディ）。サルコペニアはAWGS基準で定義，肥満は体脂肪率5分位の最高位を肥満と定義。うつ傾向，重度うつともに，サルコペニア肥満においてサルコペニア単独，肥満単独より有意に高率に認められた

（文献12より引用）

2 フレイル，サルコペニアを考慮した糖尿病管理

1) フレイルを考慮した血糖コントロール目標

　糖尿病患者における認知症と血糖コントロールの関係においてはJ型現象がみられ，血糖コントロール不良群とともに，血糖コントロールが最も良い群で認知症のリスクが高いことが知られており，その理由として低血糖の関与が示唆されている。フレイルと血糖コントロールの関係についても，同様にJ型現象がみられ，高齢糖尿病患者においてはベースラインでHbA1c 7.6％程度が最もフレイルの出現が少なく，HbA1c 8.2％でハザード比が1.30倍，HbA1c 6.9％でハザード比が1.41倍であったことが，1,848名の米国の前向きコホート研究で示されている（図3）[13]。血糖コントロール良好群でフレイルの出現が増加する理由については明確にされていないものの，2016年に発表された高齢者糖尿病の血糖コントロール目標（表1）[14]の妥当性をサポートする報告として注目される。しかし，良好な血糖コントロールがフレイルまたはサルコペニアの進展を抑制する，あるいは改善することを示した報告はなく，今後の検討が期待される。

2) フレイル，サルコペニアを考慮した食事・運動療法

　フレイル，サルコペニアの予防または治療として，運動（レジスタンス

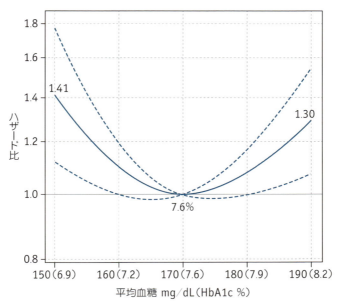

フレイルは，Friedらの5つの指標で3つ以上で判定。

図3 糖尿病患者の血糖コントロール状態によるフレイル予測

ワシントン州の地域コホート（Thought study）の高齢者1,848名の5年追跡調査。参加者のうち糖尿病患者ではベースラインでHbA1c 7.6%程度が最もフレイルの出現が少なく，HbA1c 8.2%でハザード比が1.30倍，HbA1c 6.9%でハザード比が1.41倍であった（フレイルはFriedらの5つの指標3つ以上で判定。ハザード比はベースライン時および時間軸による年齢，ベースライン時のCASIスコア，性別，BMI，人種，教育歴，認知機能，脳卒中の時間経過による尺度，冠動脈疾患・心不全・COPD，喫煙の有無，CES-D，自己評価による健康感で調整）

（文献13より引用）

表1 高齢者糖尿病の血糖コントロール目標

患者の特徴・健康状態		カテゴリーI ①認知機能正常 かつ ②ADL自立		カテゴリーII ①軽度認知障害〜軽度認知症 または ②手段的ADL低下，基本的ADL自立	カテゴリーIII ①中程度以上の認知症 または ②基本的ADL低下 または ③多くの併存疾患や機能障害
重症低血糖が危惧される薬剤（インスリン製剤，SU薬，グリニド薬など）の使用	なし	HbA1c7.0%未満		HbA1c7.0%未満	HbA1c8.0%未満
	あり	65歳以上 75歳未満 7.5%未満 （下限6.5%）	75歳以上 8.0%未満 （下限7.0%）	8.0%未満 （下限7.0%）	8.5%未満 （下限7.5%）

治療目標は，年齢，罹病期間，低血糖の危険性，サポート体制などに加え，高齢者では認知機能や基本的ADL，手段的ADL，併存疾患なども考慮して個別に設定する。ただし，加齢に伴って重症低血糖の危険性が高くなることに十分注意する

（文献14より引用）

運動等）と栄養補充（蛋白質摂取等）の有用性はほぼ確立されつつある。一方で，糖尿病管理においてもレジスタンス運動の有用性は既に知られている。このことから，サルコペニア合併糖尿病または高齢者糖尿病のサルコペニア予防に対しても，運動や栄養管理が有用であると推察される。

高齢糖尿病患者を対象とし，サルコペニア予防を考慮した運動または栄養管理の有用性を検討したエビデンスレベルの高い報告はまだみられない。しかし，平均64歳の2型糖尿病男性を対象に，食後45分以降に安静，低強度運動（3Metsまでの運動），中強度運動（6Metsまでの運動）の3パターンを3日ごとのクロスオーバーで行い，血糖とインスリン濃度の変化をみた検討では，運動強度が大きいほど血糖降下効果が高くインスリン分泌が抑えられたこと[15]や，肉料理，魚料理を米飯の15分以上前に喫食した場合は，米飯を先に喫食した場合より食後血糖上昇が抑制されたこと[16]が示されており，フレイル，サルコペニア予防を意識することがそのまま血糖コントロール改善に寄与する可能性がある。

3) フレイル，サルコペニアに適した糖尿病治療薬

サルコペニア予防の観点から，インスリン抵抗性や炎症，高血糖をターゲットとした糖尿病治療薬の有用性を示した報告もまだ少ないが，興味深い知見を次に示す。インスリン抵抗性の観点では，チアゾリジン誘導体とビグアナイドにサルコペニア予防の可能性があるが，65歳以上の男性を対象とし前向きに四肢筋量の変化を追跡した検討では，糖尿病患者のうちチアゾリジン誘導体とビグアナイド以外を使用していた群において四肢筋量が3.5年で4.4％低下したのに対し，チアゾリジン誘導体とビグアナイドを使用していた群では1.8％の低下であった（図4）[17]。本検討はRCTではないものの，インスリン抵抗性改善薬が筋量低下を抑制する可能性を示す結果である。一方でビグアナイドは筋ミトコンドリア機能を減弱させるという報告[18]もあり，さらなる検討が必要である。また，ビグアナイドを基礎治療としてSU薬を対象にDPP-4阻害薬のサルコペニア予防効果をみた65歳以上の糖尿病患者を対象とした後ろ向き検討では，DPP-4阻害薬群でSU薬群に比し，有意に筋量が多く，握力が強く維持されていた[19]。インクレチン受容体は骨格筋にはないため，DPP-4阻害による抗炎症作用を介した間接的な作用も考えられるが，結論づけるにはさらなるエビデンスが必要である。高齢者の処方適正化スクリーニングツール[20]によれば，糖尿病治療薬のうち特に慎重な投与を要する薬物としてSU薬，ビグアナイド，チアゾリジン誘導体，SGLT2阻害薬などが，それらの副作用や腎機能に対する観点から挙げられており（表2）[20]，

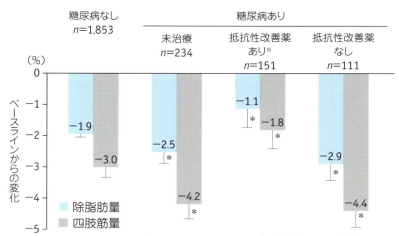

図4 インスリン抵抗性改善薬の筋量への影響
65歳以上対象の多施設コホート研究において，糖尿病有無，インスリン抵抗性改善薬有無による除脂肪量，四肢筋量（DXA法で測定）変化を3.5年間追跡。糖尿病患者のうちチアゾリジン誘導体とビグアナイド以外を使用していた群において四肢筋量が3.5年で4.4%低下したが，チアゾリジン誘導体とビグアナイドを使用していた群では1.8%の低下であった

（文献17より作成）

表2 糖尿病領域の特に慎重な投与を要する薬物

1) 特に慎重な投与を要する薬物

薬剤	商品名	主な副作用・理由	推奨される使用法	エビデンスレベルと推奨度
SU薬	グリベンクラミド グリメピリドなど	低血糖とそれが遷延するリスク	可能な限り使用を控える 代替薬としてDPP4阻害薬を考慮	エビデンスレベル:中 推奨度:強
ビグアナイド	メトホルミンなど	低血糖，乳酸アシドーシス，下痢	可能な限り使用を控える メトグルコ以外は禁忌	エビデンスレベル:中 推奨度:強
チアゾリジン薬	ピオグリタゾン	骨粗鬆症・骨折（女性），心不全	心不全患者，心不全既往者には使用しない 少量から開始し，慎重に投与	エビデンスレベル:中 推奨度:弱
αグルコシダーゼ阻害薬	アカルボース ボグリボースなど	下痢，便秘，放屁，腹満感	腸閉塞などの重篤な副作用に注意する	エビデンスレベル:中 推奨度:弱
SGLT2阻害薬	すべてのSGLT2阻害薬	重症低血糖，脱水，尿路・性器感染症のリスク	可能な限り使用せず，使用する場合は慎重に投与	エビデンスレベル:低 推奨度:強
スライディングスケールによるインスリン投与	すべてのインスリン製剤	効果が弱く，低血糖のリスクが高い	高血糖性昏睡を含む急性病態を除き，可能な限り使用を控える	エビデンスレベル:中 推奨度:強

2) 開始を考慮するべき薬物
なし

（文献20より引用）

特にフレイル，サルコペニアを呈する高齢糖尿病患者において処方する際には注意が必要である。

3 まとめ

　わが国の超高齢化に伴い糖尿病患者も高齢化しているため，フレイルやサルコペニアを考慮することなく糖尿病患者を診ることはできない状況にある。そのためには，糖尿病とフレイル，サルコペニアの関連性とそのメカニズムや，フレイル・サルコペニアの観点からみた管理・治療に関する知識が必要である。

　これまでの知見から，糖尿病がサルコペニアに対して促進的に作用し悪循環を形成すること，その基盤に炎症やインスリン抵抗性が関与していることは明らかにされつつあるものの，フレイル，サルコペニアを合併している際の治療目標，運動や栄養といった非薬物療法，薬物療法を確立するにはエビデンスが不十分である。高齢者を対象とした臨床的エビデンスの構築は困難な面があるものの，今後さらに進行する超高齢社会における糖尿病管理法を確立するには，エビデンスレベルの高い今後の研究の蓄積が不可欠である。高齢糖尿病患者の健康寿命を改善するためには，心血管病予防の観点に加え，フレイルまたはサルコペニアを早期に同定し，有効な介入を考慮することの標準化が求められる。

文献

1) Kalyani RR, et al:Hyperglycemia and incidence of frailty and lower extremity mobility limitations in older women. J Am Geriatr Soc. 2012;60(9):1701-7.
2) Buford TW, et al:Models of accelerated sarcopenia:critical pieces for solving the puzzle of age-related muscle atrophy. Ageing Res Rev. 2010;9(4):369-83.
3) Neel BA, et al:Skeletal muscle autophagy:a new metabolic regulator. Trends Endocrinol Metab. 2013;24(12):635-43.
4) Andreassen CS, et al:Accelerated atrophy of lower leg and foot muscles-a follow-up study of long-term diabetic polyneuropathy using magnetic resonance imaging (MRI). Diabetologia. 2009;52(6):1182-91.
5) Allen MD, et al:Motor unit loss and weakness in association with diabetic neuropathy in humans. Muscle Nerve. 2013;48(2):298-300.
6) Morley JE, et al:Frailty, sarcopenia and diabetes. J Am Med Dir Assoc. 2014;15(12):853-9.
7) Castaneda C, et al:A randomized controlled trial of resistance exercise training to improve glycemic control in older adults with type 2 diabetes. Diabetes Care. 2002;25(12):2335-41.

8） 荒木　厚, 他：サルコペニア　研究の現状と未来への展望. Sarcopenic Obesity ―代謝からみたサルコペニアの意義―. 日老医誌. 2012；49(2)：210-3.

9） Snow LM, et al：Advanced glycation end-product accumulation and associated protein modification in type Ⅱ skeletal muscle with aging. J Gerontol A Biol Sci Med Sci. 2007；62(11)：1204-10.

10） Baumgartner RN：Body composition in healthy aging. Ann N Y Acad Sci. 2000；904：437-48.

11） Stephen WC, et al：Sarcopenic-obesity and cardiovascular disease risk in the elderly. J Nutr Health Aging. 2009；13(5)：460-6.

12） Ishii S, et al：The association between sarcopenic obesity and depressive symptoms in older Japanese adults. PLoS ONE. 2016；11(9)：e0162898.

13） Zaslavsky O, et al：Glucose levels and risk of frailty. J Gerontol A Biol Sci Med Sci. 2016；71(9)：1223-9.

14） 日本糖尿病学会, 編：糖尿病治療ガイド2016-2017. 文光堂, 2016, p97-8.

15） van Dijk JW, et al：Effect of moderate-intensity exercise versus activities of daily living on 24-hour blood glucose homeostasis in male patients with type 2 diabetes. Diabetes Care. 2013；36(11)：3448-53.

16） Kuwata H, et al：Meal sequence and glucose excursion, gastric emptying and incretin secretion in type 2 diabetes：a randomised, controlled crossover, exploratory trial. Diabetologia. 2016；59(3)：453-61.

17） Lee CG, et al：Insulin sensitizers may attenuate lean mass loss in older men with diabetes. Diabetes Care. 2011；34(11)：2381-6.

18） Wessels B, et al：Metformin impairs mitochondrial function in skeletal muscle of both lean and diabetic rats in a dose-dependent manner. PLoS One. 2014；9(6)：e100525.

19） Rizzo MR, et al：Sarcopenia in Elderly Diabetic Patients：Role of Dipeptidyl Peptidase 4 Inhibitors. J Am Med Dir Assoc. 2016；17(10)：896-901.

20） 日本老年医学会, 編：高齢者の安全な薬物療法ガイドライン2015. メジカルビュー社, 2015, p29-30.

第3章 各疾患におけるフレイル予防

5 慢性閉塞性肺疾患におけるフレイル予防

千田一嘉

概論

▶ 慢性閉塞性肺疾患（COPD）はたばこ煙の長期吸入曝露で生じた慢性全身性炎症性疾患（Chronic Systemic Inflammatory Syndrome）として，その障害は呼吸器系にとどまらず，骨格筋障害や心・血管疾患，メタボリック症候群，抑うつなど幅広い全身併存症をきたし，老年症候群の表現型のひとつとみなすことができる。

▶ フレイル（虚弱：Frailty）は加齢に伴う身体機能低下と予備能力減少が基盤で，脆弱性が増加した状態と定義され，COPD患者の予後予測因子とする報告がある。

▶ COPDには危険因子群に対する予防医学的なアプローチから，人生の最終段階（エンドオブライフ）に進行した際の症状緩和まで，持続的かつ一貫した「統合ケア（Integrated Care）」が提案されている。統合ケアはセルフ・マネジメントを基礎として，全身性炎症をコントロールする栄養・薬物療法と，下肢筋力を改善する運動療法からなる包括的呼吸リハビリテーション・プログラムを中心としている。COPDのフレイル予防にも統合ケアの枠組みが適応される。

1 老年症候群としての慢性閉塞性肺疾患とフレイル

慢性閉塞性肺疾患（Chronic Obstructive Pulmonary Disease：COPD）はたばこ煙の長期吸入曝露による不可逆な気流閉塞と定義される呼吸器疾患である[1]。フレイルは，老化に伴い累積的に様々な身体機能が低下する（decline in physiological systems），あるいは予備能力（Homeostatic reserves）が減少することを基盤とする，種々の健康障害（身体機能障害：Disabilityから要介護：Dependency，さらには死に至る）に対する脆弱性が増加している状態と定義され，人口高齢化に対する医療，社会の最大の問題とされる[2)3)]。

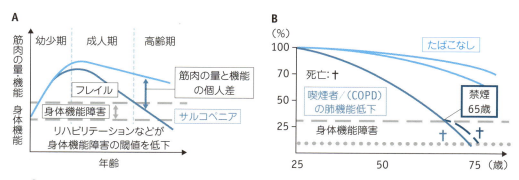

図1 サルコペニア→フレイル（A），およびCOPDとたばこ（B）の，加齢に伴う機能低下曲線の不気味な相似

サルコペニアが加速する加齢に伴う筋肉の量と機能の低下の曲線（A）と喫煙とCOPDが加速する加齢に伴う呼吸機能の低下曲線（B）は不気味なまでによく似ている。
A：高齢者の筋肉の量と機能の低下曲線は個人差が著しい。早期から筋肉の量や機能が低下するサルコペニア群は，フレイル（虚弱：Frailty）から機能障害（Disability）の閾値をも越えてゆく。リハビリテーションなどの治療介入は，フレイルや機能障害の閾値を下げる。
B：喫煙者（特にCOPD患者）は早期から肺機能（1秒量）が低下する閉塞性呼吸障害が顕著となり，機能障害をきたし，死に至る。禁煙の効果も示され，65歳においても延命効果はある。

（文献4，5より引用改変）

COPDは高齢者に多くみられ，喫煙者の加齢に伴う肺機能低下曲線は[4]，高齢者の筋肉の低下や身体機能の低下[5]に似ていることから（図1），共通の危険因子やメカニズムが示唆され，老年症候群としてとらえられる。

2 高齢COPD患者のフレイル

1）老年症候群（Geriatric Syndrome）としてのサルコペニア→フレイル

2010年，European Working Group on Sarcopenia in Older People（EWGSOP）がサルコペニアを加齢に伴う複合的な要因から生じる老年症候群（Geriatric Syndrome）としてとらえ，筋量低下を必須とし，筋力（握力）と身体機能（歩行速度）の低下をみる，サルコペニアの臨床的診断アルゴリズムを発表した[6]。サルコペニアとフレイルには重複があり，いずれもが老年症候群の一部分症，あるいはその表現型とされた。

2）慢性全身性炎症性疾患としてのCOPD

COPDは全身性炎症性疾患（Chronic Systemic Inflammatory Syndrome）と言われ[7]，障害は呼吸器系のみにとどまらず，慢性骨格筋の障害・異常（消耗・枯渇：Muscle Wastingとも記載される），カヘキシ

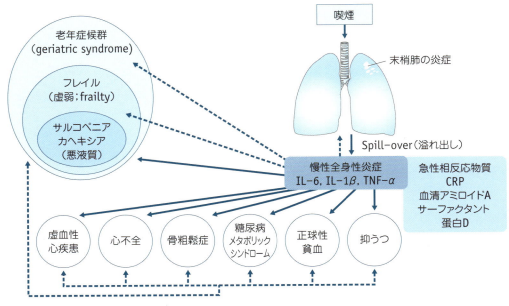

図2 ● 慢性全身性炎症性疾患としてのCOPDとサルコペニア（→フレイル）を含むその全身併存症
（文献8より引用改変）

ア（Cachexia：悪液質），虚血性心疾患，慢性心不全，骨粗鬆症，糖尿病，メタボリックシンドローム，貧血，抑うつなどの全身併存症（Systemic Co-morbidity）をきたす[8)9)]（図2）。COPD患者の「サルコペニア→フレイル」は慢性全身性炎症を中心として多要因的である。COPD患者には老年症候群のケアの枠組みを適用し，複数の視点から同時にその危険因子と全身併存症，さらに結果としての生活機能障害，心理・精神的影響，社会的影響についても包括的に検討する高齢者総合的機能評価（Comprehensive Geriatric Assessment：CGA）に基づく治療・看護・介護（ケア）のみならず，予防的介入が重要である[10)]。

3）COPDにおけるフレイルのメカニズム

肺の構造・機能は，加齢に伴う低レベルの慢性全身性炎症と酸化ストレスにより脆弱化し，外界刺激からの障害を受けやすくなる。①摂取カロリー（食事量）と消費カロリー（呼吸障害に伴う安静時エネルギー需要の増大）のアンバランスと，②全身炎症性サイトカイン（IL-6，IL-1β，TNF-αなど）による筋肉でのNF-κBの活性化による慢性炎症の亢進と，③活性化酸素産生増加と抗酸化物質の減少による酸化ストレスの増強がサルコペニアをきたす。

身体活動性の低下（不活発：Physical inactivity）自体が，Peroxisome

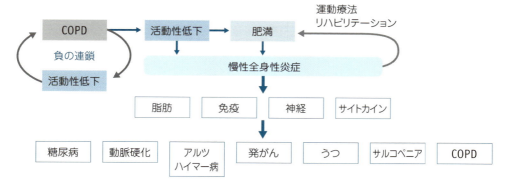

図3　身体活動性低下による慢性全身性炎症　　　　　　　　　　　　　　　　　　（文献11より引用改変）

proliferator-activated-γ(Gamma)Coactivator(PGC)-1αというPeroxisome Proliferator-Activated Receptors(PPARs：転写因子)の活性化補助因子の機能低下をきたし，全身性炎症を惹起することが報告されている(図3)[11]。運動はこの経路を逆回転させ，それはリハビリテーションの科学的根拠となる。炎症性バイオマーカーとしてのIL-6が1秒量，大腿四頭筋力，運動耐容能と相関し，高感度CRPが1秒量，エネルギー代謝異常，運動耐容能と相関することから，全身性炎症はCOPDの進行やサルコペニアとフレイルの悪化に重要な役割を果たすとされる。炎症性サイトカインは食思不振や栄養補給の効果減弱をきたし，COPD患者はいわゆる「負の連鎖」に陥っている[8)9)]。

Changらは高齢女性における炎症性呼吸器疾患の併存について，単独でもフレイルのリスクを増大させることに加え，慢性腎臓病や慢性心不全など，他の慢性全身性炎症性疾患と同時に併存することにより，フレイルのリスクを相乗的に増加させることを報告した[12]。これはフレイルのメカニズムにおける全身性慢性炎症の関与について興味深い考察を可能にした。

4）高齢COPD患者におけるフレイルの臨床的意義

Galiziaらは12年間のイタリアの観察研究でCOPD患者はフレイルの進行に応じて生存率が低下することを示し[13]，フレイルはCOPDの予後予測因子と報告した。ParkらはCOPD患者におけるフレイルの頻度は57.8%で，息切れの訴えと併存症，特に糖尿病の併存がフレイルと相関し，フレイルはCOPD患者の身体機能障害と医療機関利用率と関連したことを報告した[14]。Lahousseらは高齢COPD患者の他の危険因子を調整してもフレイルは重症度と併存症に関連し，死亡リスクを増大させる

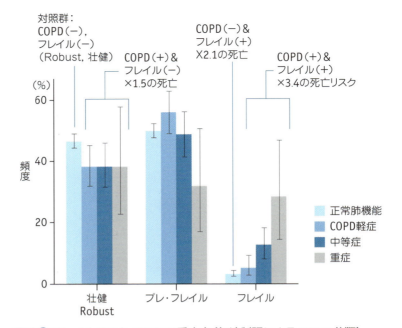

図4 フレイルでみたCOPDの重症度（気流制限によるGOLD分類）

（文献15より引用改変）

ことを示した（図4）[15]。また，フレイルの包括的呼吸リハビリテーション（呼リハ）における評価項目としての重要性も示されている。

3 COPDのケア

1) 包括的呼吸リハビリテーション

呼リハは多職種協働のチーム（inter-disciplinary care team）が全人的復権を支援するものであり[16]，後述される「COPDの統合ケア（Integrated Care）」（図5）[3)17)]の中心となる。COPDのサルコペニアは呼リハの治療可能な対象として研究されてきた歴史がある。

呼リハは詳細な患者評価により個別化され，下肢筋トレーニングを主とした運動療法，栄養療法，呼吸法習得を含む疾患教育，薬剤指導や口腔ケアからなり，呼吸困難感の軽減，運動耐容能の向上，ADL，健康関連QOLの改善，入院の減少，延命効果が示されている[1]。

呼リハは専門施設で監視下に実施されるプログラムが推奨されていたが，2017年にオーストラリアのHollandらが構造化されたゴール設定に基づく監視下ではない家庭での呼リハ・プログラムの有効性を報告し[18]，

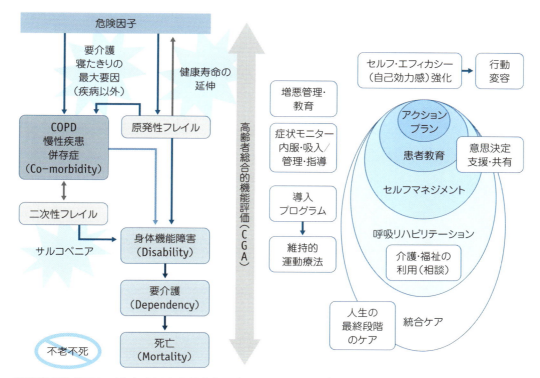

図5 ● 二次性フレイルとCOPDの統合ケア（Integrated Care）

原発性フレイルは，特定の疾患群や身体機能障害とは直接的に関連することなく生じる。二次性フレイルはCOPDなどの慢性疾患（併存症：Co-morbidity）に伴うものである。いずれもが結果として，身体機能障害（Disability）から要介護（Dependency），さらには死にも至る

フレイルには予防的介入や医療・介護（ケア）による可逆性があるが，機能障害以降は不可逆となる。フレイルが進行した際には，症状緩和ケアが適用され，危険因子に対する予防医学的なアプローチから始まる包括的なケア体制の構築が期待されている

COPDの統合ケアには慢性疾患の段階的ケアモデルが採用されている。COPDの病勢の進行に応じ，単純な増悪時のアクション・プランに始まるセルフ・マネジメントを基礎とし，監督下の維持的運動療法を含む，包括的呼吸リハビリテーションが中心となる。セルフ・エフィカシー（自己効力感）を強化することで，長期にわたり健康を増進していく行動変容に導く

（文献3，17より作成）

呼リハの新たな可能性が示された。

2）COPDの栄養療法

　サルコペニアやフレイルを伴うCOPDに有効な栄養補助療法のエビデンスは未確立である[8)9)]。蛋白同化ホルモンや食欲増進剤を加えた摂取カロリーや蛋白の強化の報告はあるが，長期的効果がはっきりしない。NF-κBを介するPPARsの活性化で全身性炎症を制御するn3系脂肪酸（魚由来のエイコサペンタエン酸：EPA，ドコサヘキサエン：DHA）やn9系脂肪酸（オリーブオイルなど）とその強化栄養剤（サプリメント）や，抗酸化作用を持つコエンザイムQ10（Co Q10）が期待される。栄養療法は

運動療法との併用で抗炎症作用に加え，身体組成の改善強化も見込まれ，重要な治療戦略のひとつとなる。

3) COPDの「統合ケア (Integrated Care)」におけるフレイル予防

COPDにおいてはフレイルの予防的介入を含め，危険因子のスクリーニング時から人生の最終段階（End-of-Life：EOL）まで，単純な増悪時のアクション・プランに始まるセルフ・マネジメントを基礎とした「統合ケア」(図5)[3)17)]体制の構築が喫緊の課題である。統合ケアは認知行動療法的なアプローチでCOPD患者のセルフ・エフィカシー（自己効力感）を強化することにより，長期間にわたり健康を増進していく行動変容に導くもので，呼リハが中心となる。

2017年に香港のKoらはCOPDの統合ケアが増悪入院の期間とその後の再入院を減らし，症状と健康関連QOLの改善を報告した[19)]。また禁煙については，COPD自体の予防策であり，必須の治療法でもあり，フレイル予防に通じるが，他の成書を参照されたい。

4) COPDの増悪の予防とフレイル

COPDの増悪は症状の出現・悪化を認め，安定期の治療の変更・追加を要するもので，入院につながることが多く，健康関連QOLや呼吸機能を低下させ，生命予後を悪化させる[1)]。COPDは増悪と寛解を繰り返して進行するため，フレイル予防には増悪予防が重要である。増悪予防には禁煙，ワクチンによる感染予防，吸入ステロイド薬，長時間作用性気管支拡張薬が有効で，安定期の増悪予防教育が重要である。

また，増悪を自覚し，同時にその際の対処法（相互的セルフ・マネジメント）をあらかじめ教育する必要がある（アクション・プラン：療養日誌などによる安定期の症状把握に基づく有症状時の気管支拡張薬と抗菌薬の使用や医療機関受診のタイミングの指導）[20)]。

4 COPDの患者の在宅管理と地域連携

COPD患者の意思や希望を尊重し，日常生活の自立を促し，増悪時の入院を回避し，患者やその家族の健康関連QOLの維持・向上を図るため，専門病院・かかりつけ医・訪問看護などで構成される地域医療連携ネットワークに基づく在宅医療体制の構築が必要である[1)]。COPDの在宅医療ではセルフ・マネジメント教育の有効性が示され，患者が日常生活の中で

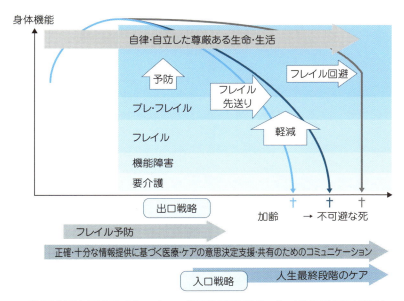

図6 ◎ 国立長寿医療研究センター：健康長寿教室のフレイル予防プログラム
「健康長寿教室」はフレイルを予防し，先送りし，軽減し，できれば回避することを目的としているが，不老・不死はなしうるものではない．フレイルを超える出口戦略として，患者視点に立脚した意思決定を支援・共有するコミュニケーションであるアドバンス・ケア・プランニング（Advance Care Planning：ACP）に基づくEOLケアの提供体制構築が必要である

主体的に呼リハを継続することが重要である．
　国立長寿医療研究センターでは2014年より外来慢性疾患患者を対象にフレイル予防のために運動療法と栄養指導を中心とする「健康長寿教室」（図6）を開催している．フレイルを予防し，先送りし，軽減し，できれば回避することを目的としているが，不老・不死はなしうるものではない．必然的にフレイルを超える出口戦略が必要とされる．患者視点に立脚した意思決定を支援・共有するコミュニケーションに基づくEOLケアの実践で安心・安全が提供されなくてはならない．

5 おわりに

　COPDの慢性全身性炎症による併存症を含む種々の危険因子に対する予防からEOLの症状緩和まで，患者ニーズに応じて個別化された，持続的かつ一貫した統合ケアは，自己効力感の強化による健康維持・増進のための行動変容を可能にして，フレイル予防を可能にする．

文 献

1) 日本呼吸器学会編：COPD（慢性閉塞性肺疾患）診断と治療のためのガイドライン第4版. メディカルレビュー社, 2013.

2) 葛谷雅文：老年医学におけるSarcopenia & Frailtyの重要性. 日老医誌. 2009；46(4)：279-85.

3) Strandberg TE, et al：Frailty in elderly people. Lancet. 2007；369(9570)：1328-9.

4) Fletcher C, et al：The natural history of chronic airflow obstruction. Br Med J. 1977；1(6077)：1645-8.

5) Sayer AA, et al：The developmental origins of sarcopenia. J Nutr Health Aging. 2008；12(7)：427-32.

6) Cruz-Jentoft AJ, et al：Sarcopenia. European consensus on definition and diagonosis：Report of the European Working Group on Sarcopenia in older people. Age Ageing. 2010；39(4)：412-23.

7) Fabbri LM, et al：From COPD to chronic systemic inflammatory syndrome? Lancet. 2007；370(9589)：797-9.

8) Barnes PJ, et al：Systemic manifestations and comorbidities of COPD. Eur Respir J. 2009；33(5)：1165-85.

9) 吉川雅則, 他：合併症（全身併存症）栄養障害. 日内会誌. 2012；101(6)：1562-70.

10) Clegg A, et al：Frailty in elderly people. Lancet. 2013；381(9868)：752-62.

11) Handschin C, et al：The role of exercise and PGC1α in inflammation and chronic disease. Nature. 2008；454(7203)：463-9.

12) Chang SS, et al：Patterns of comorbid inflammatory diseases in frail older women：the Women's Health and Aging Studies I and II. J Gerontol A Biol Sci Med Sci. 2010；65(4)：407-13.

13) Galizia G, et al：Role of clinical frailty on long-term mortality of elderly subjects with and without chronic obstructive pulmonary disease. Aging Clin Exp Res. 2011；23(2)：118-25.

14) Park SK, et al：Frailty in people with COPD, using the National Health and Nutrition Evaluation Survey dataset (2003-2006). Heart Lung. 2013；42(3)：163-70.

15) Lahousse L, et al：Risk of frailty in elderly with COPD：a population-based study. J Gerontol A Biol Sci Med Sci. 2016；71(5)：689-95.

16) 塩谷隆信：治療 リハビリテーション. 日内会誌. 2012；101(6)：1609-17.

17) Wagg K：Unravelling self-management for COPD：what next? Chron Respir Dis. 2012；9(1)：5-7.

18) Holland AE, et al：Home-based rehabilitation for COPD using minimal resources：a randomised, controlled equivalence trial. Thorax. 2017；72(1)：57-65.

19) Ko FW, et al：Comprehensive care programme for patients with chronic obstructive pulmonary disease：a randomised controlled trial. Thorax. 2017；72(2)：122-8.

20) 日本呼吸ケア・リハビリテーション学会, 他編：呼吸リハビリテーションマニュアル―患者教育の考え方と実践―. 照林社, 2007.

第3章 各疾患におけるフレイル予防

6 骨粗鬆症・ロコモにおけるフレイル予防

松井康素

概　論

▶ ロコモは,高齢者の抱える様々な問題の中で特に,立つ,歩く,階段を昇り降りする,などの移動機能に焦点を当て,また運動器の疾患や障害を念頭に置いた考え方であり,骨粗鬆症はロコモの中に含まれる。

▶ 骨粗鬆症そのものは,骨の脆弱性が起きているだけであればフレイルに直結するわけではないが,転倒などで骨折を起こした場合には,一気にフレイルに陥るか,陥る危険性の高い状態となる。

▶ ロコモはフレイルより前の段階をターゲットにしている考え方であり,身体的なフレイルの中で非常に大きなウエイトを占めるロコモ（運動器の障害）を予防,軽減,改善することがフレイル予防の中でとても重要と言える。

▶ 特にロコモには痛みを伴うものが多く含まれ,痛みで生活活動度が低下しないよう,しっかりと対応する必要がある。

1 ロコモにおけるフレイル予防

1) ロコモの概念

　　ロコモすなわちロコモティブシンドローム（運動器症候群）は,運動器の障害のために移動能力の低下をきたした状態である。進行すると要介護の危険がある[1]。日本整形外科学会から2007年に提唱された概念である[1,2]が,提唱の背景には,要支援,要介護などの原因として運動器疾患の頻度が高いことがある。平成28年国民生活基礎調査の概況（厚生労働省）では,介護を要する者の中で,介護が必要となった主な原因は関節疾患（10.2%）,骨折・転倒（12.1%）と報告され[3],両者を併せると第1位の認知症の18.0%を上回り,最も多かった（**図1a**）[3]。中でも,より程度の軽い要支援1について言えば,関節疾患が最も多く20.0%で,第2位が高齢による衰弱で18.4%,第3位とほとんど並んで第4位が骨折・転

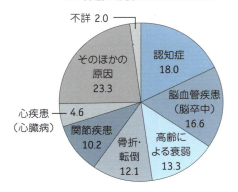
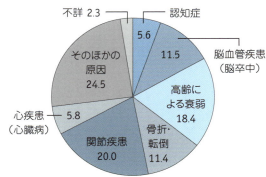

図1 要介護・要支援が必要となった主な原因
注1) aは要介護度不詳を含む
注2) 熊本県を除く
※小数点以下第2位を四捨五入のため必ずしも100%にならない場合がある。

(文献3より作成)

倒で11.4％であったが，高齢による衰弱の多くがサルコペニアとすると，半数近くが運動器の疾患あるいは障害によることになる（**図1b**）[3]。

このことからも，要支援になる前の段階で，運動器の大切さを国民に広く啓発することにより，要支援・要介護になる人を減らす，あるいはその程度の進行を遅らせることが重要であるかが窺い知れる。つまり，ロコモ（特に骨粗鬆症）の予防や対策が，フレイル予防にきわめて重要ということになる。

2) ロコモの原因

①運動器疾患

加齢に伴う様々な運動器の疾患がある中でも，ロコモの原因で代表的なものとしては以下の3つが挙げられる。

A：変形性関節症（最も頻度の多い変形性膝関節症と，移動能力への影響の点ではより重篤な変形性股関節症）

B：骨粗鬆症（に伴う脊椎の円背や易骨折性や脆弱性骨折）

C：変形性脊椎症（とりわけ神経圧迫を伴う脊柱管狭窄症）

これらの疾患により，痛みや関節可動域制限，また筋力低下や麻痺，あるいは骨折，痙性などが起き，バランス能力，体力，移動能力の低下をきたす。

②加齢による運動器機能不全

加齢による運動器機能不全とは，加齢による身体機能の衰えのことで，筋力，持久力，反応時間，運動速度，巧緻性，深部感覚，バランス能力

などの機能が低下する。運動不足により，さらなる筋力やバランス能力の低下をきたし，いっそう転倒しやすくなる。以上の中で加齢による筋力低下については，サルコペニア（加齢性筋肉減少症）とほぼ置き換えて考えてよい。

3) フレイルに陥りやすい主なロコモの病態（骨粗鬆症以外）とフレイル予防対策

上に挙げたロコモの主要疾患である変形性関節症，腰部脊柱管狭窄症は，ともに下肢の痛みを伴うものである。こうした疾患では，痛みを伴うために長い距離の歩行が障害され，疾患の進行とともに歩くことができる距離が短くなり，外出機会の減少にもつながる。かといって痛みのある状態で無理にウォーキングなどを試みるといっそう症状を悪化させる場合もあるため，注意が必要である。

これら疾患の患者においては高血圧，糖尿病，脂質異常症などの生活習慣病を合併している場合も少なくなく，内科の主治医から，運動としてウォーキングを少なからず奨励されるものの，下肢の痛みがありそれも実施できないと悩んだり，諦めたりしている場合も少なくない。痛みは歩くのを控えることで改善はするが，運動不足の解消はできない。対応策として，下肢の負担が低い，プール等での歩行や自転車こぎのような運動への従事が望ましいが，多くの機会を得ることは困難な場合もある。

家庭内でできる運動として，日本整形外科学会ではロコトレ（ロコモーショントレーニング）として，片脚起立，スクワットの実施を紹介，奨励している（**図2**）[1]。変形性膝関節症の膝関節痛に対しては，大腿四頭筋を鍛えるSLR訓練の効果が認められており[4]，まず実施すべきである（**図3**）[5]。

また，疾患の痛みに対しては，消炎鎮痛剤（COX-2選択性のある薬剤）を疼痛時のみの屯用，ないし急性に痛みの増悪した際に短期間服用する。さらに，腰部脊柱管狭窄症に対しては，プロスタグランジン製剤の服用などにより疼痛軽減を得ることも，活動性を保つためには有用である。

持続する慢性疼痛は，高齢者では仕事や日常生活の活動制限をきたし，筋肉の萎縮，心血管系の機能低下，骨量減少などにもつながるため，しっかりと管理する必要がある。NSAID，アセトアミノフェン以外にも，近年神経性疼痛に対するプレガバリン，また弱オピオイドや，もともと抗うつ薬であるSNRIなど使用できる薬剤の選択が増えてきた。副作用に対して慎重な配慮のもと，状況に応じて様々な薬剤を使いわけて高齢者の活動性を保つ工夫がされてきている[6]。

さらに，痛みによる歩行障害が高度な場合には，変形性関節症に対しては人工関節置換術，腰部脊柱管狭窄症に対しては圧迫されている神経

a：開眼片脚立ち訓練

　左右1分間ずつ，1日3回行う

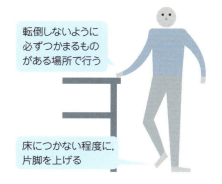

b：ハーフスクワット

　深呼吸をするペースで5〜6回繰り返す。1日3回行う

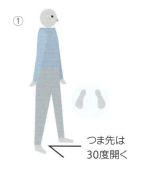 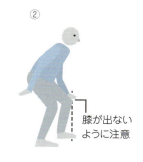 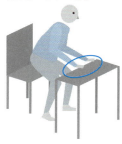

図2 ロコトレ（ロコモーショントレーニング）

（文献1より引用）

a：仰臥位で行う場合

　膝を伸ばしたまま，踵を10cm上げて，およそ10秒静止
　足関節（足首）を反らせる

b：座位で行う場合

　膝を伸ばした状態から，持ち上げておよそ10秒静止
　足関節（足首）を反らせる（蹴り上げずに行う）

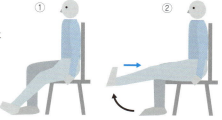

図3 変形性膝関節症の疼痛改善のためのSLR運動

（文献5より引用改変）

に対する除圧術（椎弓形成術）や除圧に加えて腰椎固定術の併用などの手術的な治療を選択する場合もある[7]。手術に伴うリスクは併存する合併症や年齢により様々であり，手術治療の選択の際には考慮する必要がある[8]が，手術治療により，保存的な治療では得ることができない高い治療効果（痛みの軽減・消失，それによる大幅な生活機能の改善・回復）が得られ，フレイル状態の解消をめざす意味からも強力な対応策となる[9]。

変形性関節症，変形性脊椎症のいずれも疼痛による不活発な生活が長ければ長いほど，下肢や傍脊柱の筋肉の減衰を伴っており，手術を選択する場合にも，運動や栄養による筋肉の改善に向けた取り組みも併せて行うことが，手術後の回復効果を高めるためにも重要となる。

このように運動器疾患においても筋肉の衰えを伴いやすいが，主に加齢による筋量・筋力減少であるサルコペニアに対しては，第4章にある栄養や運動による対策を積極的に行うことが望ましく，そちらの章を参照されたい。また，両者を併用することでより高い生活機能の改善・回復効果が得られ，フレイル状態の解消をめざす意味からも強力な対応策となる[10]。

2 骨粗鬆症におけるフレイル予防

1）骨粗鬆症の診断基準

わが国における骨粗鬆症の診断手順は，**図4**[11]のように，主にDXA法により測定された腰椎または大腿骨近位部における骨密度の値をベースにしている。男女とも若年成人平均（YAM）に対する割合が70％以下または−2.5SD以下の場合，あるいは骨密度は基準を満たしていても過去に脆弱性骨折の既往がある場合も，骨粗鬆症と診断される。

骨強度は骨密度で測れる骨量の問題のみではなく，骨質の低下によることもわかってきており[12]，特に糖尿病患者などでは質の劣化をきたしやすく[13]，要注意である。さらに，将来的に骨折を起こしやすいリスク要因が知られており，両親に大腿骨近位部骨折の既往がある，飲酒（日本酒で1日2合以上），ステロイド製剤の処方を受けている場合などは注意が必要である[14]。

骨粗鬆症があること自体ですぐにフレイルに陥るわけではないが，いったん骨折を起こすと，特に自重を支える骨においては，影響が大きい。

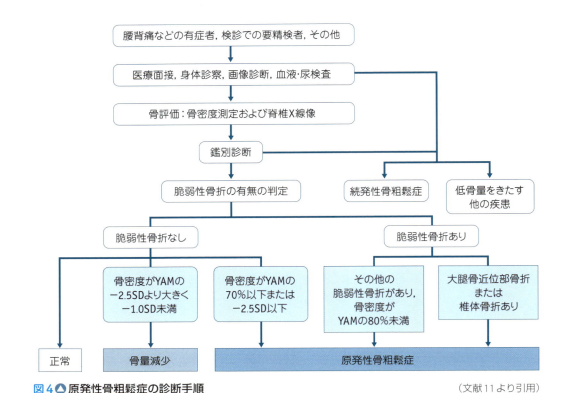

図4 原発性骨粗鬆症の診断手順 （文献11より引用）

2) 骨粗鬆症で起きやすい骨折，特にフレイルに陥りやすい骨折

骨粗鬆症で起きやすい骨折部位は，橈骨遠位端（手関節付近），脊椎椎体，大腿骨近位，上腕骨近位である（図5）。骨粗鬆症状態にあると，立った高さからの転倒などの弱い外力でも骨折をきたす。椎体骨折以外はほとんどの場合に転倒を伴っているので，骨に対するアプローチに加え，転倒予防がとても重要となる。反対に椎体骨折については，転倒というイベントがなく骨折する場合が1/3程度あるため，腰背部に強い痛み（特に臥位からの起き上がりや反対に臥位になる動作時）がある場合は骨折を疑う必要がある。上記4つの部位の骨折の中で，橈骨遠位端骨折は，50～60歳代という比較的若い年

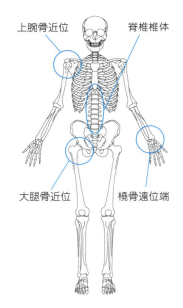

図5 骨粗鬆症で起きやすい骨折部位

齢でつまずくなどで前方に転倒して手をついた場合などに起きやすく，骨折治療により障害が残ることは少なくフレイルの原因とまではなりにくいものの，フレイルの予兆としては十分留意する必要がある。

最も直接的に，それも骨折というイベント1つで一気にフレイルに陥る場合もあるのは大腿骨近位部骨折である[15]。この部位における骨折は，ほとんどの場合，手術治療を行わなければ歩行はもちろん，立位での荷重ができるような回復は望めないため，骨折前に歩行が可能であった患者は手術治療を前提として，手術が可能な病院への受診，入院加療が必要である。

椎体骨折についての注意点としては，初期のX線写真では変形が映らずに診断ができない場合も少なくなく[16]，前述のように転倒がなく骨折している場合があることや，病院の救急外来や整形外科に受診したにもかかわらず骨折がないと診断されたままになり，しっかりとした安静や固定などの適切な治療がされずに偽関節として残る場合がある点である。疼痛などの自覚症状が続く場合は，早めにMRI撮影により急性の骨折の有無やどの椎体が骨折しているかの部位の確認が[17]，MRIの施設がない医療機関では複数回のX線撮影を行うなどの慎重な対応が望まれる。腰椎に限らず大腿骨近位部付近の骨折においても，転位のない骨折や大腿骨近位部には骨折がなくても，周辺の恥骨，坐骨，仙骨といった骨盤部の骨に骨折がある場合があり，単純X線では診断が難しく，CTやMRIで初めて診断される場合もある。

近年では人口の高齢化により骨の脆弱性を持つ患者の増加に伴い不全骨折が多くみられ，これらの多くは一定期間の安静のみで治癒する場合がほとんどであるが，適確な診断が必要である。

3) 骨粗鬆症におけるフレイル予防対策

① 骨折の予防

骨折発生の予防対策としては，骨強度を高め骨をより丈夫にするアプローチと，実際の骨折を引き起こす転倒を予防するアプローチの両方が必要である。高齢女性には骨粗鬆症の検査や検診を受けることを奨励し，低骨密度がないかを調べ，上記の骨粗鬆症の診断基準に当てはまれば，何らかの薬物治療が必要となる。

骨量減少のレベルであっても，危険因子に該当項目があれば，薬物治療の開始が望ましい。薬物療法までは不要な場合も，食事にてCaやビタミンDの摂取を心がける。目安としては，Caは1日800mg，ビタミンDは20μg以上を心がける[18]。またウォーキングなどの適度な運動も行う。

ウォーキングは日光浴の効果もあり，皮膚からのビタミンＤの産生を促す。

薬剤治療としては，服用が可能であればビスフォスフォネート製剤をまず考慮する。服用間隔として１日１回，週１回，月１回から選択でき，また剤形も，錠剤が難しい場合はゼリー状のもの，あるいは経静脈投与のものもある。いずれも，ＣａとビタミンＤの摂取が十分であることが前提となり，食物からの摂取の指導も併せて行う。抜歯などの歯科治療が予定されている場合は，ビスフォスフォネート製剤による顎骨壊死の報告もあるので，治療の前後３カ月程度の服薬中止や，他剤の選択が望ましい。ビスフォスフォネート製剤を選択しない場合は，SERM（選択的エストロゲン受容体モジュレーター）や活性型ビタミンＤ製剤を考慮する。

また，重症例や早期に骨強度を増したり，骨癒合を期待したり，骨粗鬆症性骨折に関連する痛みのある場合は，テリパラチドの注射剤の選択が望ましいが，２種類ある製剤のいずれも現時点では投与期間が２年間と制限があるため，投与の必要がなくなったときには，いったんやめてセーブするなどの工夫も必要である。最近では，半年に１回の皮下注射のデノスマブや，ビスフォスフォネート製剤でも年１回のみの投与でよいものも使用ができるようになり，患者の多様な状況に応じていろいろな薬剤の選択が可能となっている[11)19)]。

②骨折を起こしてしまった場合のフレイル予防対策

上記のように，大腿骨近位部骨折において，受傷前に歩行ができていた患者については手術治療が原則である。大腿骨頸部骨折で転位がminimumであれば２ないし３本のピンでの骨接合で侵襲は比較的軽いが，頸部骨折例で骨折部の転位があれば，年齢が若い例でなければ人工骨頭の選択が原則であり，また転子部骨折であればγ-ネイルと呼ばれる髄内釘による骨接合が主流である[20)]。後二者の場合は侵襲も大きく，十分な術前の全身状態の評価を内科に依頼したり[8)]，麻酔科医との連携を密にして手術時合併症を最小限にし，また術後は骨折部の固定性が十分であれば早期からの離床，荷重，歩行練習を始めることが，合併症の軽減や体力，筋力維持回復に重要である。

そうは言うものの，認知症の合併などのため，リハビリ意欲が低下している症例も少なくなく，早期リハビリが困難な場合もある。術後リハビリ段階においては栄養管理にも十分配慮する必要がある[21)]。

脊椎圧迫骨折例については，先に述べたようにMRIやCT，複数回の単純Ｘ線撮影により骨折椎体を適切に診断し，可能であれば，硬性コルセットの装着が望ましいが，患者の状態により，装具の形態は柔軟に対応する。

いずれの骨折においても，二次性の骨折予防が重要である。現状では，骨折時あるいは骨折治療後退院時においても骨粗鬆症薬が投与されないまま退院となる例もあり，できる限り薬物治療を行うことで，フレイル予防，あるいはフレイル状態からの早期の回復を図ることが必要である。

骨粗鬆症治療については，近年特に多職種連携によるリエゾンサービスの重要性が認識されるようになっており[22]，骨折予防，骨折後の骨粗鬆症治療両面で特に大事である。

3 おわりに

運動器の障害は高齢者の歩行機能に直結し，生活機能や社会性の維持にもきわめて重大であり，活動性の維持は精神・心理的なフレイル予防の面からも重要である。骨粗鬆症を含めたロコモ疾患においてはサルコペニアを高率に合併しており，また，サルコペニアと肥満を併存しているサルコペニア肥満を合併している場合もある。従来の整形外科的な対応では疾患に由来する疼痛対策が主な治療法であったが，選択できる薬剤の種類も増えてきている。近年骨粗鬆症に対する治療は普及しつつあり，今後サルコペニアの合併や単独にサルコペニアである場合についても，遠からず保険病名としても認められる時期が来ると予想される。それ以前にも運動，栄養の両面からの対応を図ることへの認識を持つことが重要である。

文献

1) ロコモチャレンジ！推進協議会：ロコモチャレンジ！日本整形外科学会公認ロコモティブシンドローム予防啓発公式サイト．
［https://locomo-joa.jp/］
2) 中村耕三：ロコモティブシンドローム（運動器症候群）．日老医誌．2012；49(4)：393-401．
3) 厚生労働省：平成28年国民生活基礎調査の概況．第15表要介護度別にみた介護が必要となった主な原因の構成割合．
［http://www.mhlw.go.jp/toukei/saikin/hw/k-tyosa/k-tyosa16/dl/07.pdf］
4) Doi T, et al：Effect of home exercise of quadriceps on knee osteoarthritis compared with nonsteroidal antiinflammatory drugs：a randomized controlled trial. Am J Phys Med Rehabil. 2008；87(4)：258-69.
5) 松井康素：「ロコモ」をとめよう．中日新聞社．2015, p56-7.
6) 今村寿宏，他：慢性疼痛の治療戦略　治療法確立を目指して3　臨床現場における運動器慢性疼痛管理─鎮痛薬物療法の位置づけ．臨床整形外科．2016；51(12)：1138-43.
7) 酒井義人：腰部脊柱管狭窄症に対する手術の実際と適応．老年医学．2015；53(12)：1277-82.

8） 三井統子, 他：高齢者への整形外科手術に際して考慮すべき手術リスク評価と対処法. 老年医学. 2015；53(12)：1245-9.

9） 松井康素：高齢者に対する整形外科分野における手術の実際と適応　序文. 老年医学. 2015；53(12)：1233-5.

10） Kim HK, et al：Effects of exercise and amino acid supplementation on body composition and physical function in community-dwelling elderly Japanese sarcopenic women：a randomized controlled trial. J Am Geriatr Soc. 2012；60(1)：16-23.

11） 骨粗鬆症の予防と治療ガイドライン作成委員会, 編：原発性骨粗鬆症の診断手順. 骨粗鬆症の予防と治療ガイドライン2015年版. ライフサイエンス出版. 2015. p18. [http://www.josteo.com/ja/guideline/doc/15_1.pdf]

12） 斉藤　充：ガイドラインにみる骨質の日常診療への応用. CLINICAL CALCIUM. 2008；18(8)：38-47.

13） 斉藤　充：糖尿病・動脈硬化における骨質劣化機構. CLINICAL CALCIUM. 2009；19(9)：21-32.

14） 藤原佐枝子：骨粗鬆症の診断と検査　骨折リスク評価ツールFRAX(R). 診断と治療. 2016；104(10)：27-33

15） 原田　敦：転倒・骨折患者にみられる虚弱(Frailty). CLINICAL CALCIUM. 2012；22(4)：481-7.

16） Ito Z, et al：Can you diagnose for vertebral fracture correctly by plain X-ray? Osteoporos Int. 2006；17(11)：1584-91.

17） 松井康素：「転倒後の腰痛への対処法について教えて下さい」松下雅弘, 編. かかりつけ医のための老年病100の解決法. メディカルレビュー社. 2015. p82-3.

18） 大塚　礼, 他：クリニカルクエスチョン(1)ロコモ患者への食事アドバイス. Loco CURE. 2017；3(2)：150-2.

19） 宗圓　聰：骨粗鬆症の薬物治療. 日本老年医学会雑誌. 2013；50(2)：144-8.

20） 澤口　毅：大腿骨近位部骨折における手術の適応と実際. 老年医学. 2015；53(12)：1257-61.

21） 若林秀隆：高齢者に対する手術の周術期・リハビリテーションにおける栄養の意義. 老年医学. 2015；53(12)：1251-5.

22） 骨粗鬆症学会ホームページ：リエゾンサービス. [http://www.josteo.com/ja/liaison/index.html]

第4章 対策編

1 フレイル予防のための栄養対策

木下かほり

概 論

▶ 低栄養の原因は多面的で個別性が高く，本人の危機感が乏しいことも多い。

▶ 低栄養の早期発見は，フレイル予防に重要であり，外来診療において評価すべきである。その際，体重測定は高齢者自身の意識づけにも重要で，体重変化のヒストリーから介入ポイントが見えてくる。

1 はじめに

　栄養対策には「過栄養対策」と「低栄養対策」があり，どちらも偏りを避けバランスの良い食生活をめざすことは共通しているが，後者のほうが難しいことが多いように感じる。なぜなら，原因が多面的で個別性が高く，また，本人の危機感が乏しいことも多いからである。

　戦後，飽食となったわが国では，メタボリックシンドローム対策（メタボ対策）のための行政事業，製品開発などは広く発展し，国民の認知度も高まった。管理栄養士もまた，生活習慣病の改善，重症化予防を中心に役割を担ってきた。

　高齢化が急速に進行したわが国では健康寿命の延伸が国家目標に掲げられており，2016年度の診療報酬改定から低栄養に対する栄養指導が認められた。低栄養を回避することの重要性について国が認識したということである。しかしながら，高齢者たちの危機感は乏しく，低栄養状態でも自覚がないこともめずらしくない。むしろ，メタボ対策には敏感で，過度な食事制限で体重が減少し，BMIが20を下回っても採血検査結果が下がり，喜んでいる高齢患者に出会うこともある。他にも，食欲低下や体重減少を「歳のせいだからしかたない」と話されたりする。

　確かに，我々の命は有限であり老化には逆らえないが，フレイルのよ

うに少し手を加えることによって，生き生きとした毎日を少しでも長く過ごすことが可能になる場合があり，それは，エンドオブライブの充実を導く。

　近年，年齢や身体状況に応じて，治療や食事制限のシフトチェンジの必要性が提言されるようになってきた。フレイルを予防することは，健康寿命を延伸することであり，早期介入が必要である。

2 外来診療でフレイルを予防する（低栄養を予防する）ことの意義

　低栄養は，栄養摂取不足が原因となることは当然のことだが，急性疾患や外傷，慢性炎症などが複合して生じるとされ[1]，身体機能や認知機能悪化の要因となる[2]。

　地域在住高齢者の低栄養とフレイルに関するメタ解析によれば，平均年齢77.2歳で，低栄養は2.3%，フレイルは19.1%に認め，低栄養の68%がフレイルであり，フレイルでは低栄養を8.4%に認めたとしている[3]。世界各国の研究報告をもとにしたプール解析により高齢者の低栄養の割合を調べたKaiserらの報告では，地域在住高齢者の5.8%に低栄養を認めたとしている[4]。これらの研究結果からも，外来診療における低栄養の評価と，それに応じた適切な介入を行うことの必要性，そして，それはフレイルの予防や改善にも有効である可能性が示唆されている。

3 低栄養のスクリーニング

　高齢者の低栄養スクリーニングにMini Nutritional Assessment®–Short Form（MNA®–SF）がある。これは，GuigozやVellasらにより1990年代に開発されたMNA®[5]のスクリーニング部分を抜き出した簡易版である[6]。食事摂取量や体重減少，自力歩行の可否，精神的ストレスと急性疾患，神経・精神的問題，BMI（もしくは，下腿周囲長）といった多面的な視点から総合的に"低栄養"，"低栄養の恐れあり"を評価する。

　2015年，European Society for Clinical Nutrition and Metabolism（ESPEN）による低栄養の診断基準が提案された[7]。わが国における妥当性については研究報告が乏しく今後の検証が課題ではあるが，この定義では，MNA®–SFなどの妥当性が示された栄養スクリーニングにおいて，低栄養の恐れありと判定された者に対して，意図せぬ体重減少，

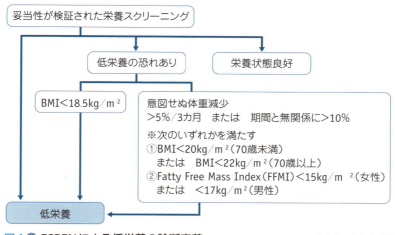

図1 ESPENによる低栄養の診断定義 (文献7より作成)

BMI，骨格筋量の評価を加えて低栄養を判定している（図1）[7]。

4 低栄養の要因，特に高齢者における特徴

1) 加齢変化にかかる要因

　加齢により栄養障害リスクは上昇するとされ[8]，高齢期における身体機能の変化として，味覚低下や消化液分泌減少，口腔機能（咀嚼・嚥下機能）低下などがあり，これらは食欲不振をまねく恐れがある。さらには，食事摂取量低下のみならず摂取食品の偏りも引き起こす可能性がある。

　Ritzらは，加齢に伴う除脂肪量の減少と，体脂肪率の増加を報告している[9]。特に活動量（運動量）の低い者や蛋白質摂取量の低い者では，骨格筋減少が進行している可能性があるため，食事のバランスにも注意が必要である。

2) 疾患，疼痛にかかる要因

　高齢者は複数の併存疾患を抱えている場合が多い。COPDなどの消耗性疾患では，必要エネルギー量が亢進するにもかかわらず，食欲不振を呈するという特徴がある。これらの悪循環は，低栄養や骨格筋減少をまねく。食が細くなった者では食事量を増やすことは難しいことが多く，少量でエネルギーや蛋白質の補給が可能な栄養補助食品の利用も考慮する。

　栄養素の代謝に関連するような内分泌代謝性疾患や肝機能障害などがある場合も，栄養障害から低栄養や骨格筋減少をまねくことがある。胃

や腸などにおける疾患もまた，食欲低下や消化吸収不良を引き起こす場合がある。

疼痛も重要な問題で，コントロール不良により食欲低下や活動性の低下をまねくことがある。外出頻度が低下すれば，確保する食材も限定的となり摂取食品が偏ってくる。キッチンに立つことも難しくなり，簡単な料理で済ませたり食事を抜いたりする。

3) 手段的日常生活動作にかかる要因

LawtonとBrodyによる手段的日常生活動作（Instrumental Activities of Daily Living：IADL）の評価項目A～Hには，「買い物」「食事の準備」「交通手段」が含まれている（**表1**）[10]。これらの項目は，どれも食事摂取に関係する可能性がある。たとえば，買い物の自由度が低下すれば確保できる食材も限定される。腐りにくいもの，軽いものなどである。

次に，食事の準備が難しくなる場合だが，これは状況によっていろいろなケースが出てくる。たとえば，調理を担当していた配偶者が亡くなった場合，食事のほとんどを市販品や外食で賄うことになる。総菜や弁当を上手に利用できていればよいが，菓子パンやインスタントラーメンなどに偏っているケースがある。これには経済的な理由も関係していたりする。

次に，認知機能の低下により調理という複雑な作業が難しくなっている場合，簡単な料理に偏ったり，調味料の使用量がおかしくなっていたりする。この場合，配偶者の栄養摂取にも影響する。

交通手段は外出に影響し，買い物頻度の減少や人との交流の低下をまねきかねない。閉じこもりがちになると，精神的な落ち込みや活動量低下から食欲不振，食事摂取量低下への負のサイクルに陥りやすくなる。このように，IADLの低下も低栄養の重要な因子となる。

4) 身体機能にかかる要因

「食べる」行為は，全身の機能を要する。食べるために食具を持ち，食べやすい大きさに切りわけて口へ運び，咀嚼をして嚥下をする。その前段階では食材を調達し，調理をする必要がある。買い物に出かければ，何を買うか考え，荷物を運ぶ。調理をするために立位を保持し，工程を考えながら作業をする。つまり，脳と四肢の機能を使う。食べるときには，それらに加えて口腔の機能を使う。その後，消化・吸収・代謝のために内臓の機能を使う。

歯の喪失と低栄養の関係についての報告を挙げると，日本の在宅療養

表1 ▼ Lawton と Brody による手段的日常生活動作尺度（イメージ）

No.	質問項目	採点	No.	質問項目	採点
A) 電話の使用能力			**E) 洗濯** **（男性の場合は「もしできれば」で参考扱いとする）**		
1	自分で電話をかける（電話帳を調べる，ダイヤル番号を回すなど）	1	1	自分の洗濯は完全に行う	1
2	2～3のよく知っている番号をかける	1	2	靴下を洗うなど簡単な洗濯をする	1
3	電話に出るが自分からかけることはない	1	3	全て他人にしてもらわなければならない	0
4	まったく電話を使用しない	0	**F) 交通手段**		
B) 買い物			1	自分で公的機関を利用して移動したり，自家用車を運転する	1
1	全ての買い物は自分で行う	1	2	タクシーを利用して移動するが，その他の公的交通機関は利用しない	1
2	少額の買い物は自分で行える	0	3	付き添いがいたり，皆と一緒なら公的交通機関で移動する	1
3	買い物に行くときはいつも付き添いが必要	0	4	付き添いがいたり，皆と一緒で，タクシーか自家用車に限り移動する	0
4	まったく買い物はできない	0	5	まったく移動しない	0
C) 食事の準備 **（男性の場合は「もしできれば」で参考扱いとする）**			**G) 薬の管理**		
1	自分で献立を考え、料理できる	1	1	正しいときに正しい量の薬を飲むことを管理できる	1
2	材料が用意されれば，食事の支度ができる	0	2	あらかじめ薬がわけて準備されていれば飲むことができる	0
3	準備された食事を電子レンジ等で温めることはできるが，料理することはできない	0	3	自分の薬を管理できない	0
4	全面的に食事の準備に介助が必要	0	**H) 家計の管理能力**		
D) 家事 **（男性の場合は「もしできれば」で参考扱いとする）**			1	経済的問題を自分で管理して（予算，小切手書き，家賃・請求書の支払い，銀行へ行く）収入を蓄え支出入の流れの記録をつける	1
1	家事を1人でこなす，あるいは時に手助けを要する（例：重労働など）	1	2	日々の小銭は管理するが，預金や大金などでは手助けを必要とする	1
2	皿洗いやベッドの支度などの日常的仕事はできる	1	3	金銭の取り扱いができない	0
3	簡単な日常的仕事はできるが，妥当な清潔さを保てない	1			
4	全ての家事に手助けを必要とする	1			
5	全ての家事に関わらない	0			

合計　／8点

【評価】男性：0～5点，女性：0～8点（高いほど自立していることを表す）

（文献10より引用）

中の高齢者716名（平均年齢83.2歳）の調査で，咬合支持が維持されている者に対して，義歯により維持されている者の低栄養リスクは1.7倍で，咬合が崩壊している者では3.2倍であったとしている[11]。歯数は栄養摂取に影響することが報告され，0～10本以下の者では，21本以上の者に比べてエネルギーと蛋白質の摂取量が低く[12]，また，ある報告では，咀嚼力低下による骨格筋合成のための蛋白質利用低下が示唆されている[13]。このように，身体機能が栄養摂取に関わる要素も多い。

5) 社会的環境にかかる要因

高齢者では，配偶者の死別，同居人や居住場所の変化，収入の減少な

ど生活環境の変化を生じやすい。これらは，食環境へ影響を及ぼすことがある。

親近者や友人との別れは，精神面への影響による食欲不振や引きこもり，認知機能低下のきっかけになりうる。

若者と同居するようになれば，嗜好が合わず十分な食事をすることができない場合がある。この場合，蛋白質の摂取に影響が生じている例が多い。若者に合わせて肉料理や揚げ物が多くなり，それらを食べずに済ませる者があったりする。その分の空腹は，菓子類で補っていたりする。

年金生活となり，家計が圧迫すると真っ先に節約するのは食費である場合も少なくない。実際に，魚の切身を2日にわけたり，インスタントラーメンを半分に割って食べていた高齢者に出会ったことがある。最初は「すぐに満腹になるから半分にしている」と話されていても，人間関係が構築されてくると，実は食費を節約するための減量であったことを吐露されることもある。

5 フレイル予防のための栄養対策

外来診療において定期的な低栄養の評価を行う必要がある。そして，体重測定も重要である。特に，自宅における測定の習慣づけと患者自身がモニタリングすることに意義がある。体重計が家にあっても測定していない高齢者はわりと多い。当センターでは，栄養相談室に体組成計を設置している。外来栄養指導の際に測定すると，「思っていたより体重が軽かった」と話される高齢者も少なくない。つまり，意図しない体重減少をきたしている。

私は，このようなケースにおける栄養指導の際に，現在の体重になるまでのヒストリーを聞き出していく。生活環境の変化，身体機能の問題や精神的な問題の発生などがなかったかを確認しながら，体重減少のきっかけをつかむのである。そこに，介入ポイントが見えてくる。患者と一緒にヒストリーをさかのぼっていくことで，本人に気づきを与えることがある。中には，過度な食事制限が原因の場合もある。また，Comprehensive geriatric assessment（CGA）が行われている場合は，認知機能やIADLなどの問題点を見つけやすくなる。

次に，低栄養に対する危機感が乏しければ，それへの働きかけも重要である。低栄養が健康寿命に及ぼす影響と，食事の工夫で改善する可能性について説明する。

食事は生きる喜びであり，明日への大事な活力を生み出す。それを念頭に置き，少しでも楽しみを見出しながら行える方法を，患者と一緒に考えることが大切である。

1) 十分なエネルギーと蛋白質を確保する

低栄養には摂取エネルギー量が不足している場合と，食事内容に偏りが生じ蛋白質の摂取が不十分になっている場合とがある。

前者においては，栄養補助食品の活用，調理の工夫，間食で補填などを行う。三大栄養素のエネルギーは，炭水化物と蛋白質はそれぞれ1g当たり4kcalで，脂質は9kcalである。食事摂取量に応じて，脂質を上手に活用することで少量高エネルギーの食事になる。牛乳にフルーツやスキムミルクを混ぜて自家製の栄養強化ジュースをつくってもよい。

後者においては，食品の選び方や使用方法を工夫する。長期保存が可能で，軽量のため持ち運びも簡単な蛋白源に，スキムミルクやきな粉がある。複雑な調理が不要で，価格も安い蛋白源には缶詰，三連豆腐，納豆，卵，牛乳・乳製品，豆乳などがある。調理を行ったことがない男性には，電子レンジを使った調理の方法や総菜の選び方，食材の保存方法などを説明したりする。独居男性のみならず，食べてもらう相手を失った高齢独居女性も調理が簡単なものへ偏る傾向があり注意が必要である。

2) 食事制限がある場合も低栄養の発生に注意する

生活習慣病などに関連した食事制限がある場合で，十分なエネルギーと蛋白質の摂取ができないときは食べ方を工夫する必要がある。

心不全の食事療法では塩分6g/日未満にするが，加齢に伴う味覚の感受性低下は，特に塩味で起きやすく，これに加え悪液質による食欲不振をきたしている場合がある。十分なエネルギーが確保できない場合は，味つけを一般食と同じにして，副菜の品数や量を調整して減塩する方法がある。たとえば，味噌汁の塩分は1.2～1.5gだが，エネルギーは40～50kcalのため，他の料理への置き換えや半量にすることで減塩できる。単純に，おかず全体を半量にして，不足分を補助食品で補う方法もある。特に高齢者では，盛りつけ量を多く感じただけで食欲が減退する者もあり，少量のほうがかえって箸が進みやすいこともある。栄養補助食品は，少量で効率よく栄養補給できるよう設計され，デザート感覚で摂取でき，ナトリウム含有量も少ないものが多い。

糖尿病の食事療法は，3食規則正しいバランスのとれた食事が基本となり，一般的に嗜好品の摂取は控える。しかしながら，高齢者では栄養指導

により菓子やジュースの過剰摂取が改善しても，同時に指示エネルギー量を下回る者が出現したとする報告もあり[14]，高血糖の遷延を防ぎながら十分なエネルギー量を摂取できるような食べ方の指導が必要になる。

　腎疾患では，一般的に蛋白質制限を行うが，特に末期腎不全期では，血清アルブミン値やコレステロール値の減少，体重減少などを呈するProtein Energy Wasting（PEW）を合併しやすいとされ，エネルギーと蛋白質の両者の不足で，骨格筋や体脂肪が減少し，低栄養状態を引き起こす。十分なエネルギーの確保が重要で，蛋白質を制限した分のエネルギーを炭水化物や脂質で補うが，これらの摂取がうまくいかないとエネルギー不足となるため注意が必要である。

6 おわりに

　低栄養やフレイルの予防には，多面的な評価から低栄養のリスク因子を早期に発見することが重要で，日常生活で行うことができる方法を個々に合わせてコーディネートする。それには，多職種の関わりや病院と地域の連携により，それぞれの役割を担いながら健康寿命延伸をめざすことが必要である。

文献

1) Jensen GL, et al：Adult starvation and disease-related malnutrition：a proposal for etiology-based diagnosis in the clinical practice setting from the International Consensus Guideline Committee. Clin Nutr. 2010；29(2)：151-3.
2) Kalm LM, et al：They starved so that others be better fed：remembering Ancel Keys and the Minnesota experiment. J Nutr. 2005；135(6)：1347-52.
3) Verlaan S, et al：High prevalence of physical frailty among community-dwelling malnourished older adults-a systematic review and meta-analysis. J Am Med Dir Assoc. 2017；18(5)：374-82.
4) Kaiser MJ, et al：Frequency of malnutrition in older adults：a multinational perspective using the mini nutritional assessment. J Am Geriatr Soc. 2010；58(9)：1734-8.
5) Guigoz Y, et al：Assessing the nutritional status of the elderly：The Mini Nutritional Assessment as part of the geriatric evaluation. Nut Rev. 1996；54(1 Pt 2)：S59-65.
6) Kaiser MJ, et al：Validation of the Mini Nutritional Assessment short-form (MNA-SF)：a practical tool for identification of nutritional status. J Nutr Health Aging. 2009；13(9)：782-8.
7) Cederholm T, et al：Diagnostic criteria for malnutrition-An ESPEN Consensus Statement. Clin Nutr. 2015；34(3)：335-40.

8) Imoberdorf R, et al：Prevalence of undernutrition on admission to Swiss hospitals. Clin Nutr. 2010；29(1)：38-41.

9) Ritz P, et al：Influence of gender and body composition on hydration and body water spaces. Clin Nutr. 2008；27(5)：740-6.

10) Lawton MP, et al：Assessment of older people：self-maintaining and instrumental activities of daily living. Gerontologist. 1969；9(3)：179-86.

11) Kikutani T, et al：Relationship between nutrition status and dental occlusion in community-dwelling frail elderly people. Geriatr Gerontol Int. 2013；13(1)：50-4.

12) Sheiham A, et al：The relationship among dental status, nutrient intake, and nutritional status in older people. J Dent Res. 2001；80(2)：408-13.

13) Rémond D, et al：Postprandial whole-body protein metabolism after a meat meal is influenced by chewing efficiency in elderly subjects. Am J Clin Nutr. 2007；85(5)：1286-92.

14) 成田琢磨：高齢者糖尿病の食事療法の考え方と注意点. 内分泌・糖尿病科. 2007；25(6)：641-6.

第4章 対策編

2 フレイル予防のための運動処方

山田 実

概論

▶ フレイルは身体的，心理・精神的，社会的といった複数の要素を包含する概念であり，この包括的な老年症候に対しては運動の有用性が示されている。
▶ 身体的フレイルに対してはレジスタンス運動が有用であり，中でもレジスタンス運動に栄養を加えた併用介入によって身体機能向上が認められている。
▶ 心理・精神的フレイルに対する運動には，認知機能や精神機能を向上させる効果があり，運動内容としては，有酸素運動，レジスタンス運動，二重課題運動などが有用とされている。
▶ 社会的フレイルに対する有用な介入手段は今のところ示されていないが，住民主体の自主グループやサロン活動などは社会的フレイルへの対策として有用となる可能性がある。

1 フレイルとサルコペニア

　フレイルは身体的，心理・精神的，社会的といった複数の要素を包含する概念であり，この包括的な老年症候群に対しては運動の有用性が示されている（図1）。2017年に報告されたフレイルに対する効果を検証した

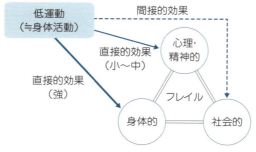

図1 ● フレイルと運動

システマティックレビューでも，運動はフレイルの改善に有用であることが示されている[1]。

フレイルと横並びで，よく用いられる用語にサルコペニアがある。サルコペニアは，2016年10月に国際疾病分類（ICD-10）により傷病登録された疾病である。2010年にヨーロッパで，2014年にアジアでそれぞれワーキンググループによるコンセンサスレポートが報告され，いずれのコンセンサスでも，サルコペニアは骨格筋量減少および筋力低下を兼ね備える状態と定義されている[2,3]。サルコペニアは，種々のサロゲートマーカーおよび主要なエンドポイントに悪影響を及ぼすことが示されており，2017年にまとめられたメタ解析では，死亡リスクおよび機能障害リスクをともに高めるリスクファクターになりうることが示されている[4]。

2 身体的フレイルに対する介入の考え方

身体的フレイルは，いわゆるロコモティブシンドロームやサルコペニアを包含する概念であり（**表1**），これらに対しては骨格筋機能を高めることが第一優先課題となる。特に，サルコペニアは，骨格筋量減少を主体とした疾患であることから，骨格筋量を増加させることはきわめて重要な目標となる。骨格筋量を増加させるためには，レジスタンストレーニングおよび蛋白質（アミノ酸）摂取によって，骨格筋蛋白の合成を促進させることが重要であり，中でも運動と栄養の併用療法の有用性について種々の報告がなされている。

表1 ▼ フレイルの各要素

身体的フレイル	心理・精神的フレイル	社会的フレイル
• ロコモティブシンドローム 　骨粗鬆症 　変形性関節症 　サルコペニア	• 軽度認知機能低下 • 老年性うつ	• 閉じこもり • 経済的困窮

1) 身体的フレイルに対するレジスタンストレーニング

身体的フレイル（≒サルコペニア）に対してはレジスタンストレーニングが有用であり，レジスタンストレーニングによっておおむね骨格筋機能の改善が認められている。一般的に，骨格筋機能向上に対しては，最大挙上重量（1RM：1 repetition maximum）の70～80％程度の高負荷が必要とされる。しかし，最近では，高齢者に対しては1RMの40～50％の

低負荷であっても骨格筋機能向上効果が期待できること[5]，さらに低負荷でも高負荷でも仕事量をそろえれば同等の効果が得られることなどが示されるようになり[6]，高齢者に対するレジスタンストレーニングの考え方がシフトしてきた．また，ごく近年では，1RMの20％程度でも回数を担保すれば筋力増強効果が得られること[7]，1RMの16％というきわめて低負荷な運動でも十分な回数を実施すれば筋蛋白合成反応が促進されることなどが明らかにされた[8]．つまり，低負荷でも十分な回数を実施して仕事量を高めることで骨格筋機能を高められる可能性があり，このような運動は安全に実施できることからフレイル高齢者に適した運動であると言える．

2）運動と栄養の併用療法の重要性

高齢者では筋蛋白の同化抵抗性が認められることから，若年者よりも蛋白質を摂取することが重要と考えられている．実際，若年者では蛋白質10g摂取で高まる同化反応も，高齢者では40g必要とされ[8]，その重要性が理解できる（図2）[9]．そのため，通常の食事に加えて蛋白質（アミノ酸）をサプリメントとして摂取させる場合が多く，前述のようなレジスタンス運動と併用することで，骨格筋量増加および筋力増強効果が認められている．

特に，フレイル高齢者においては運動単独ではなく，運動と栄養の併用療法による対策が重要となる．Churchward-Venneらは，ロバストからフレイルまでの幅広い機能レベルの高齢者に対して，レジスタンストレーニングを実施し，筋力および骨格筋量の改善効果を検証した[10]．その結果，筋力に関してはほぼ全例で改善を認めているのに対し，骨格筋量に

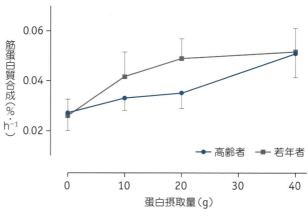

図2 ● 蛋白摂取と筋蛋白合成 （文献9より引用）

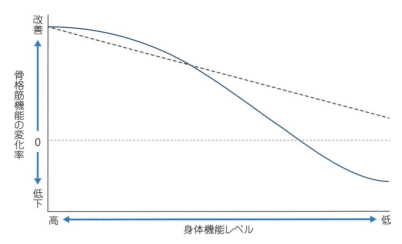

図3 ◎ 機能レベルと骨格筋機能の改善

関しては筋生検によって計測したtypeⅠ線維とtypeⅡ線維，さらに除脂肪量のいずれの指標も約2/3の高齢者では改善を認め，残りの1/3の高齢者ではむしろ減少していた[10]（図3）。つまり，レジスタンストレーニング単独であれば，筋力は増加するものの骨格筋量は減少するというイレギュラーな結果となる対象者が存在することが明確となった。さらに，この結果を先行研究と照合すると，ロバスト高齢者では筋力と骨格筋量のいずれも改善する傾向にあるのに対し，フレイル（≒サルコペニア）高齢者においては，このようなイレギュラーな関係性が生じやすいことが示されている。これらより，フレイル高齢者ではロバスト高齢者よりも栄養の併用療法の必要性が高いと言える。

3 心理・精神的フレイルに対する介入の考え方

　心理・精神的フレイルには軽度認知機能障害や老年性うつなどが包含され，これらに対しても運動の有用性が示されている。中でも，有酸素運動の有用性が着目されており，身体的不活動者ではアルツハイマー型認知症に罹患するリスクが高まること[11]，週に3回以上の運動習慣がある場合にはアルツハイマー型認知症の発症リスクを抑制すること[12]などが観察研究によって示されている。

　近年では，介入試験の成果もいくつか紹介されるようになり，貢献度合いは異なるものの健常高齢者，自覚的記憶力低下者（SCI：subjective cognitive impairment），軽度認知機能低下者（MCI：mild cognitive

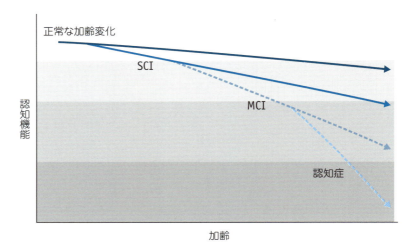

図4 ● 認知機能低下のフェーズ

impairment），アルツハイマー型認知症（AD：Alzheimer disease）のいずれのフェーズの高齢者に対しても運動の有用性が示唆されるようになった[13)~16)]（図4）。

1) 心理・精神的フレイルに対する運動

　心理・精神的フレイルに対する運動は，認知機能や精神機能を向上させる効果があり，運動内容としては，有酸素運動，レジスタンス運動，二重課題運動などが有用とされている。有酸素運動としては運動強度を最大心拍数の60~70％を目標に運動を実施すべきであり，具体的には踏み台昇降運動や自転車エルゴメーター，ウォーキング，エアロビックダンスなどが用いられる。レジスタンス運動は前述の身体的フレイルと同様であるためここでは割愛する。二重課題運動は，二種類の異なる課題を同時に実施するような運動を指し，ステッピングなどの運動課題と語想起などの認知課題を組み合わせて実施されている。

　運動によって種々の液性因子が増加することや，海馬への血流が増加することで海馬体積が増大すること，さらに脳活動効率が改善すること等が認知機能向上に寄与すると考えられている。運動は，インスリン様成長因子（IGF-1）や脳由来神経栄養因子（BDNF），血管内皮細胞増殖因子（VEGF）などの液性因子を増加させ，これらが中枢神経に働きかけ，認知機能を向上させると考えられている（図5）[17)]。特に，骨格筋から放出されるマイオカインが重要とされ，Ericksonらは，高齢者に対して有酸素運動を実施することで，BDNFが増加し海馬の体積が増加したことを報告している[18)]。また，Nishiguchiらの介入試験では，高齢者に対し

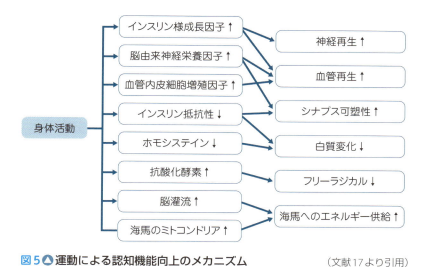

図5 ● 運動による認知機能向上のメカニズム　　　（文献17より引用）

て二重課題運動や有酸素運動などを実施することで遂行機能や記憶機能などの認知機能向上とともに，運動介入前よりも記憶課題遂行中の前頭前野の活動が抑制されることが示された[19]。このことは，記憶課題遂行中の脳活動が効率的になったことを示唆しており，運動の持つ新たな効果として期待される。

4 社会的フレイルに対する介入の考え方

社会的フレイルに対する有用な介入手段は，今のところ示されていない。しかし，近年の介護予防事業で広く展開されつつある住民主体の自主グループやサロン活動などは，この社会的フレイルへの対策として有用となる可能性がある（図6）。

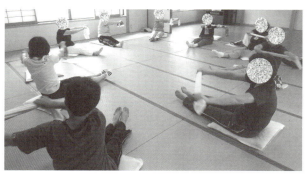

図6 ● 自主グループの風景

介護予防チェックリストは，生活機能，運動機能，栄養，口腔機能，閉じこもり，認知機能，うつの7カテゴリー計25項目で構成されるものであり，介護予防対象者のスクリーニング検査として各地で広く用いられている。この基本チェックリストは，フレイルのスクリーニングとしても有用とされ[20]，今では英語版やポルトガル語版なども報告されている。自主グループなどの運動教室の参加者では，運動機能の向上のみならず，閉じこもり，認知機能，うつなどの項目も改善することが多く，このような教室に一定期間参加することが包括的なフレイルの対策として有用であることが示唆されている。

5 おわりに

本項で示したように，運動（＝身体活動）には，運動機能，認知機能，精神機能など，種々の心身機能を向上させる効果が示され，近年ではそのメカニズムも徐々に明らかとなっている。米国スポーツ医学会からは，各種状態に応じた運動処方が推奨されており，我々は，そのようなエビデンスに基づき適切な運動処方を心がける必要がある。

一方，"運動"という活動を通じて高齢者が集い，"運動"というキーワードがトリガーとなることで社会参加を拡大する可能性も示唆されている。このような効果を考えた場合には，決してエビデンスに基づいた運動処方のみが必要になるのではなく，気軽に参加できる環境作り，楽しく継続できる内容の工夫などが求められる。

我々は運動の持つ直接的および間接的な効果を考えながら，フレイルを包括的に改善できるような仕組みを創造していく必要がある。

文献

1) Puts MT, et al：Interventions to prevent or reduce the level of frailty in community-dwelling older adults：a scoping review of the literature and international policies. Age Ageing. 2017；46(3)：383-92.
2) Cruz-Jentoft AJ, et al：Sarcopenia：European consensus on definition and diagnosis：Report of the European Working Group on Sarcopenia in Older People. Age Ageing. 2010；39(4)：412-23.
3) Chen LK, et al：Sarcopenia in Asia：consensus report of the Asian Working Group for Sarcopenia. J Am Med Dir Assoc. 2014；15(2)：95-101.
4) Beaudart C, et al：Health outcomes of sarcopenia：a systematic review and meta-analysis. PLoS One. 2017；12(1)：e0169548.

5) Garber CE, et al：American College of Sports Medicine position stand. Quantity and quality of exercise for developing and maintaining cardiorespiratory, musculoskeletal, and neuromotor fitness in apparently healthy adults：guidance for prescribing exercise. Med Sci Sports Exerc. 2011；43(7)：1334-59.

6) Csapo R, et al：Effects of resistance training with moderate vs heavy loads on muscle mass and strength in the elderly：A meta-analysis. Scand J Med Sci Sports. 2016；26(9)：995-1006.

7) Van Roie E, et al：Strength training at high versus low external resistance in older adults：effects on muscle volume, muscle strength, and force-velocity characteristics. Exp Gerontol. 2013；48(11)：1351-61.

8) Agergaard J, et al：Light-load resistance exercise increases muscle protein synthesis and hypertrophy signaling in elderly men. Am J Physiol Endocrinol Metab. 2017；312(4)：E326-38.

9) Phillips SM：Nutritional supplements in support of resistance exercise to counter age-related sarcopenia. Adv Nutr. 2015；6(4)：452-60.

10) Churchward-Venne TA, et al：There are no nonresponders to resistance-type exercise training in older men and women. J Am Med Dir Assoc. 2015；16(5)：400-11.

11) Larson EB, et al：Exercise is associated with reduced risk for incident dementia among persons 65 years of age and older. Ann Intern Med. 2006；144(2)：73-81.

12) Santos-Lozano A, et al：Physical activity and alzheimer disease：a protective association. Mayo Clin Proc. 2016；91(8)：999-1020.

13) Smith PJ, et al：Aerobic exercise and neurocognitive performance：a meta-analytic review of randomized controlled trials. Psychosom Med. 2010；72(3)：239-52.

14) Kamegaya T；Long-Term-Care Prevention Team of Maebashi City, Maki Y, Yamagami T, et al：Pleasant physical exercise program for prevention of cognitive decline in community-dwelling elderly with subjective memory complaints. Geriatr Gerontol Int. 2012；12(4)：673-9.

15) Suzuki T, et al：A randomized controlled trial of multicomponent exercise in older adults with mild cognitive impairment. PLoS One. 2013；8(4)：e61483.

16) Farina N, et al：The effect of exercise interventions on cognitive outcome in Alzheimer's disease：a systematic review. Int Psychogeriatr. 2014；26(1)：9-18.

17) Barber SE, et al：Is there a role for physical activity in preventing cognitive decline in people with mild cognitive impairment? Age Ageing. 2012；41(1)：5-8.

18) Erickson KI, et al：Exercise training increases size of hippocampus and improves memory. Proc Natl Acad Sci USA. 2011；108(7)：3017-22.

19) Nishiguchi S, et al：A 12-week physical and cognitive exercise program can improve cognitive function and neural efficiency in community-dwelling older adults：a randomized controlled trial. J Am Geriatr Soc. 2015；63(7)：1355-63.

20) Satake S, et al：Validity of the Kihon Checklist for assessing frailty status. Geriatr Gerontol Int. 2016；16(6)：709-15.

第4章 対策編

3 フレイル予防のために 気をつけるべき薬とは?

小島太郎

概論

▶薬の中には，その副作用によりフレイルを引き起こしうるものがある。処方する薬の選択を誤ることで，かえって要介護状態への移行を早める可能性がある。

▶特にpotentially inappropriate medicationと呼ばれる薬剤は，重要な有害作用を持つものであり，可能な限り高齢患者での使用を避けたほうがよい。

▶近年これらの薬剤のリストが世界的に普及するようになり，処方を回避したり，減薬を行ったりする一助となっている。

症例

主訴	物忘れ，食欲低下，意欲低下
現病歴	82歳，女性。高血圧，脂質異常症，糖尿病にて近医通院中で，日常生活は自立していた。某年1月に動悸およびそれに伴う不安感を発症し，同医にてジゴキシンとベンゾジアゼピン系抗不安薬を処方されて，軽快した。内服を継続していたところ，同年4月頃に物忘れや食欲低下，全身倦怠感が出現するようになり，家庭では1日中横になって過ごすようになった。認知症を心配した家族とともに大学病院内科を受診となった。
初診時所見	身長140cm，体重47.1kg，血圧138/50mmHg，脈拍数64/分，整，体温36.3℃ 心音 I→II→III（−）IV（−），収縮期駆出性雑音（＋），呼吸音：異常認めず 血算に異常を認めず。生化学検査で総蛋白，肝機能に異常なし。 BUN 20.2mg/dL，Cre 1.19mg/dL，T-Cho 188mg/dL，HDL-C 73.3mg/dL，TG 146mg/dL，随時血糖168mg/dL，HbA1c 7.2%（その他の検査項目は正常範囲） 胸部X線：CTR 52%，肺野に浸潤影なし，胸水なし。 心電図：洞調律，V6にST-Tの盆状低下あり。
経過	認知機能を調べたところ，長谷川式簡易知能評価スケール（HDS-R）が22点とやや低下を認めた。認知症としては進行が急な上，心電図所見を見た内科医がジゴキシン中毒の可能性を疑い，血中濃度を計測したところ，ジゴキシン血中濃度：3.32ng/mL（トラフ）と高値を認めた。ひとまずジゴキシンを中止としたところ，約1週間後より倦怠感は消失し，食欲や物忘れも1カ月後の再診時には改善を認めていた。

94

1 薬物有害作用（ADR）とは

　　若中年者に有効な薬物療法でも高齢者，特にフレイルや要介護状態の高齢者には有害な事象を起こす可能性があり，これらの医原性疾患は薬物有害作用（adverse drug reaction：ADR）と呼ばれている。ADRとは，薬物投与に関連して人体に有害な症状や所見を呈することを指し，いわゆる副作用や薬物中毒のみならず，過量内服や誤処方，誤内服，さらには薬物中止に伴う病状の悪化も含める。高齢者の薬とADRおよびフレイルとの特徴を概説する。

1）高齢者に多いADR

　　ADRのリスクとなる要因は**表1**の通り高齢者では非常に数多い。たとえば，高齢者で比較的よく認められる小柄な体格や腎機能障害があると，

表1 🔽 薬物有害作用の危険因子

・ポリファーマシー	・85歳以上
・認知機能低下	・腎機能低下
・うつ	・処方医が多い
・女性	・調剤薬局が多い
・BMI低値，低体重	・アルコール常飲
・多疾患	・薬物有害事象の既往

薬物の分布や代謝，排泄などにおいて薬効が必要以上に強く出る傾向にあり，処方医や調剤薬局の多さは多剤につながりやすく，ADRを発症する確率が高くなる。うつや認知症を有する患者では，薬のアドヒアランスの低下をきたしたり，薬物の中断により有害事象をきたしたりする可能性がある。

2）薬によって引き起こされるフレイル

　　高齢者の薬物有害作用は頻繁に観察されるものであり，重症例が多いことが特徴であるが，薬が原因と気づかれないことが多い。冒頭の症例のように活力度低下や易疲労感などフレイルを疑わせるような症状や認知機能障害，転倒・骨折など薬によって要介護状態となりうる症状を呈することは稀ではない。重要なのは，新たに高齢患者に病状が起きた際に，それが薬物有害作用かどうか繰り返し見きわめることである。これを見逃すと薬物有害作用を薬で治療しようとするきわめて非効率な事態となり，さらにこの薬剤で薬物有害作用が出れば，いわゆる処方カスケードと呼ばれる状態に陥る。

3) ポリファーマシーとADR

　多数の薬剤を使用している状態をポリファーマシー（polypharmacy）と呼ぶ。ポリファーマシーになるということは多病を有していることに他ならない。高齢者の病気は完治が望みにくい慢性疾患が多く，病状の安定化が治療目標となる。そもそもフレイルの状態にある高齢患者は，老年症候群と呼ばれる治療が必要な高齢者特有の病態（転倒や尿失禁，不眠，便秘など）に対しても継続的な治療が必要であり，これらにも薬物療法は欠かせない。

　ポリファーマシーにより患者の薬物有害事象を起こしうる薬剤が増加し，薬物相互作用を引き起こす危険性が増加する。また，目的がはっきりしない薬剤や効果が十分に認められない薬剤の使用は医療費増大の恐れがある。

　大学病院の調査では高齢入院患者の約10％に薬物有害作用が認められており，6種以上の薬を内服する高齢患者で特に多かった[1]。

2 フレイルを念頭に置いた薬物療法

　近年，フレイル・要介護の高齢患者に対する特別な配慮が疾患治療ガイドラインにも記載されるようになった。以下，代表的なガイドラインを交えて概説する。

1) 疾患治療ガイドラインにおけるフレイルへの注意

　歩行速度の低下や歩行不能な患者では高血圧であるほうが正常血圧であるよりも予後が良いのでは，とする観察研究が発表され[2]，これに伴いフレイルの状態にある患者では若中年者同様の方針で高血圧を治療することで決してベネフィットが得られるわけではないことが示された。**表2**の通り，日本高血圧学会の「高血圧治療ガイドライン2014[3]」では，フレイルの段階の患者からは高血圧の治療の必要性について個別に判断する，つまり必ずしも若い人同様に降圧することのメリットはない，とされた。

　糖尿病についても，十分な血糖コントロールをしても予後の延長が期待できない，あるいは低血糖の危険性が増す，などの理由から，日本糖尿病学会・日本老年医学会ではADL低下や認知機能障害を有する可能性のあるフレイルの高齢患者では，第3章4**表1**（p53）の通りその機能障害の程度に応じて目標HbA1c値を健常な患者よりも高めに管理することを

表2 ▼ 高血圧治療ガイドライン2014（JSH2014）における高齢者への配慮

降圧薬治療の対象	140／90mmHg以上 ただし，以下は**個別判断** ・**75歳以上でSBP140〜149mmHg** ・**虚弱（フレイル）高齢者**（6メートル歩行を完遂できないなど）
75歳以上の降圧目標	150／90mmHg未満 忍容性があれば積極的に 140／90mmHg未満
降圧目標が異なる他疾患 合併時の目標値の優先	**年齢による降圧目標**を達成することを原則とし，忍容性があれば低いほうの値を目指す
高齢者の特殊性に基づく 留意点の追加	・**転倒・骨折**の予防に関連した留意点（リスク評価と治療上の注意） ・**脱水や生活環境変化**に対応した服薬指導（減薬にも言及）

（文献3より作成）

推奨している[4]。いずれも低血圧や低血糖が転倒や認知機能低下を引き起こす恐れがあることが報告されるようになったからである。

2) 特に注意を要する薬剤について

薬によっては効果が強く出すぎることで高齢者に対して重篤な健康障害を引き起こしかねない薬剤がある。

たとえば，ベンゾジアゼピン系は確固たる催眠作用を有する睡眠薬であるが，ふらつきやめまい感の副作用が出現しやすく転倒や骨折の誘因となることがあり，長期の連用により認知症発症の危険性の増大も報告されている[5]。また，抗コリン作用を有する薬剤の累積によっても用量依存性に認知症やアルツハイマー型認知症が発症しやすいとされている[6]。さらに，抗凝固薬や抗血小板薬も抗血栓作用により心筋梗塞や脳梗塞を予防する反面，重大な出血イベントの副作用が起こりやすい。

これらの薬剤は特に危険性の高いADRを誘発しうるため，今後いっそう注目されるべき薬剤と考えられる。

3 PIMと高齢者の安全な薬物療法ガイドライン

薬の有益性（ベネフィット）よりも有害性（リスク）が生じたときの影響が特に強いと思われる薬剤をpotentially inappropriate medication（PIM）と呼ぶ。薬によりフレイルが生じうる場合には，特にPIMの処方に対して注意することが必要である。

1) 代表的なPIM

2015年にはPIMのリストの最新版が各地域で発表されており，ヨーロッパでは「STOPP/START version 2」[7] が，米国では「Beers基準2015年版」[8] が，そしてわが国においても後述する「高齢者の安全な薬物療法ガイドライン2015」[9] が発表された。

これらのガイドラインが有効に使われるためには，1つはフレイル・要介護の高齢患者を同定すること，もう1つはそれらの患者に対する処方薬剤への配慮が必要である。フレイルは基本的に独力で生活可能であっても，見た目でも弱かったりやせていたり，歩行がゆっくりであったりする。さらに，調理をしなくなってしまった，レジでの支払いに時間がかかってしまう，階段移動が困難，などというような患者はフレイルと言ってよいであろう。

2) 高齢者の安全な薬物療法ガイドライン2015

わが国でも2015年に「高齢者の安全な薬物療法ガイドライン2015」が発刊され，この中で「特に慎重な投与を要する薬物のリスト」（**表3**）[9] と「開始を考慮するべき薬物のリスト」の2つの薬物リストが掲載されている。特に前者はいわゆるPIMのリストであり，対象は，高齢者でも特に薬物有害事象のハイリスク群である75歳以上の高齢者および75歳未満でもフレイルあるいは要介護状態の高齢者を主な対象としている。

本リストは基本的に医師が処方とその見直しに利用することを念頭に作成されたが，高齢者医療に関わる他の職種も使うことが可能である。特に，高齢者の薬物療法における薬剤師の役割は今後ますます大きくなると考えられ，処方提案を含めた薬学的管理に是非とも活かして頂きたい。看護師についても，服薬管理のチェックに際してリストを参照することは，医師や薬剤師に相談する上で有用な情報を提供してくれるであろう。

4 減薬を行うにあたって

フレイル予防を目的とした薬剤のチェックを行うことは適正な医療を提供する上で大変重要である。そのためには減薬も必要となるが，ポリファーマシーの状態にあることの多い高齢患者に対して現在までのところ系統的な減薬手順は確立されていない。むしろ，機械的に薬を減らすことはかえって罹病疾患を悪化させるという報告が多数あり，薬をむや

表3 ▼ 特に慎重な投与を要する薬物（例）

分類	薬物（クラスまたは一般名）	代表的な一般名（すべて該当の場合は無記載）	対象となる患者群（すべて対象となる場合は無記載）	主な副作用・理由	推奨される使用法	エビデンスの質と推奨度
抗精神病薬	抗精神病薬全般	定型抗精神病薬（ハロペリドール，クロルプロマジン，レボメプロマジンなど）非定型抗精神病薬（リスペリドン，オランザピン，アリピプラゾール，クエチアピン，ペロスピロンなど）	認知症患者全般	錐体外路症状，過鎮静，認知機能低下，脳血管障害と死亡率の上昇。非定型抗精神病薬には血糖値上昇のリスク	定型抗精神病薬の使用はできるだけ控える。非定型抗精神病薬は必要最小限の使用にとどめる。ブチロフェノン系（ハロペリドールなど）はパーキンソン病に禁忌。オランザピン，クエチアピンは糖尿病に禁忌	エビデンスの質：中 推奨度：強
睡眠薬	ベンゾジアゼピン系睡眠薬・抗不安薬	ハロキサゾラム，ジアゼパム，トリアゾラム，エチゾラムなどすべてのベンゾジアゼピン系睡眠薬・抗不安薬		過鎮静，認知機能低下，せん妄，転倒・骨折，運動機能低下	長時間作用型は使用するべきでない。トリアゾラムは健忘のリスクがあり使用するべきでない。他のベンゾジアゼピン系も可能な限り使用を控える。使用する場合最低必要量をできるだけ短期間使用に限る	エビデンスの質：高 推奨度：強
	非ベンゾジアゼピン系睡眠薬	ゾピクロン，ゾルピデム，エスゾピクロン		転倒・骨折。その他ベンゾジアゼピン系と類似の有害作用の可能性あり	漫然と長期投与せず，減量，中止を検討する。少量の使用にとどめる	エビデンスの質：中 推奨度：強

（文献9より引用）

みに増やさないようにすることが重要となる。そのためには，薬物療法の前に非薬物療法による治療を積極的に導入し，患者に指導することが必要である。

　前述した「高齢者の安全な薬物療法ガイドライン2015」などのPIMのリストをもとに，診療医が減薬を試みるステップを図1のアルゴリズム[10]にて示した。かかりつけ医であれば，全体の治療状況を把握できる立場であるため，治療対象となる疾患・病態に優先順位をつけることが可能であり，必要性の高い薬剤から効果の小さい薬剤，さらには中止すべき薬剤を把握することで薬剤整理が容易になると考えられる。

　薬剤整理を考える上では，かかりつけの医療機関を減らすこと，調剤薬局を1つに限ること，なども有効である。疾患ごとに専門医に診てもらうと，専門医はとかくその病気を安定化させようと併用療法を導入しが

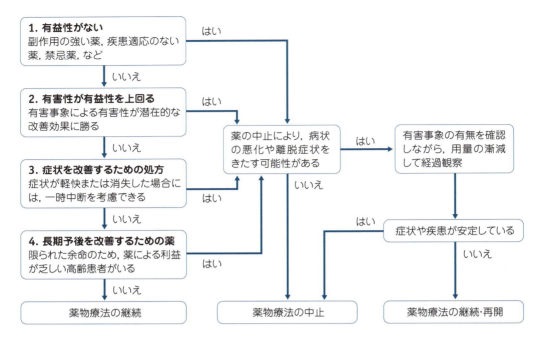

図1 ◎ 薬剤を中止するためのアルゴリズム　　　　　　　　　　　（文献10より引用）

ちである。しかしながら、フレイルの高齢患者の場合には完治が難しく、若中年者と比較して余命が限られているため、十分にそのメリットが得られないことが予想される。また他の医療機関での治療薬を十分に確認せずに治療を行ってしまうと、多剤になりやすいだけでなく、同一種の薬が重複して処方されたり、薬物相互作用への配慮が十分でないまま処方されたりする可能性がある。調剤薬局が一元化されていると、重複処方や薬物相互作用などに関して監査し、処方医に疑義照会されることで余計な処方を控えられることが期待される。

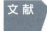

1) Kojima T, et al：High risk of adverse drug reactions in elderly patients taking six or more drugs：analysis of inpatient database. Geriatr Gerontol Int. 2012；12(4)：761-2.
2) Odden MC, et al：Rethinking the association of high blood pressure with mortality in elderly adults：the impact of frailty. Arch Intern Med. 2012；172(15)：1162-8.
3) 日本高血圧学会, 編：高血圧治療ガイドライン2014. ライフサイエンス出版, 2014.
4) 日本糖尿病学会：高齢者糖尿病の血糖コントロール目標について. 2016.
[http://www.jds.or.jp/modules/important/index.php?page=article&storyid=66]
5) Billioti de Gage S, et al：Benzodiazepine use and risk of Alzheimer's disease：case-control study. BMJ. 2014；349：g5205.

6) Gray SL, et al：Cumulative use of strong anticholinergics and incident dementia：a prospective cohort study. JAMA Intern Med. 2015；175(3)：401-7.

7) O'Mahony D, et al：STOPP/START criteria for potentially inappropriate prescribing in older people：version 2. Age Ageing. 2015；44(2)：213-8.

8) The American Geriatrics Society 2015 Beers Criteria Update Expert Panel：American Geriatrics Society 2015 updated Beers Criteria for potentially inappropriate medication use in older adults. J Am Geriatr Soc. 2015；63(11)：2227-46.

9) 日本老年医学会／日本医療研究開発機構研究費・高齢者の薬物療法の安全性に関する研究 研究班, 編：高齢者の安全な薬物療法ガイドライン2015. メジカルビュー社.

10) Scott IA, et al：Reducing inappropriate polypharmacy：the process of deprescribing. JAMA Intern Med. 2015；175(5)：827-34.

第4章 対策編

第4章 対策編

4 フレイルに対する漢方治療の可能性

谷川聖明

概 論

▶ 漢方医学には虚証や未病という概念があり，フレイルと類似点がある。

▶ フレイルにおける多面性は，漢方医学の心身一如の考え方に通ずる。

▶ フレイルの様々な症候に対し，漢方医学的観点から適応となる漢方薬を選択する。

▶ 漢方薬の副作用を熟知し治療に当たることが重要である。

症 例 1

主訴	倦怠感，食欲低下，身体の痛み
現病歴	78歳，女性。67歳時に健診胸部X線検査で異常を指摘された。総合病院の胸部CT検査にて非結核性抗酸菌症と診断されたが，無治療のまま定期フォローとなった。X年6月に血痰を伴う咳嗽があり，胸部X線検査にて悪化の指摘を受けたが，内服薬の服用で症状は改善した。その頃から，身体のだるさや食欲低下，さらに身体のあちこちに痛みを自覚するようになり，9月に当院を初診となった。
既往歴	子宮筋腫のため子宮全摘術
初診時所見	身長147.0cm，体重42.0kg，血圧139／78mmHg。 自覚症状　疲れやすい，身体がだるい，食欲がない，寝つきが悪い，冬は電気毛布やカイロなどが必要，皮膚が痒いことがある，よく風邪をひき治りにくい。
経過	慢性呼吸器疾患をベースとしたフレイルと考え，人参養栄湯エキスを投与した。同薬を服用後，徐々に身体のだるさは軽減し身体の痛みも消失した。風邪もほとんどひかなくなり，咳嗽を自覚することもなくなった。最近は食べるものがおいしくなったとのことで体重の増加も認められた。

102

症例 2

主訴	頭痛，眠れない
既往歴	74歳，女性。60歳代後半頃から頭痛を頻回に自覚するようになった。X-1年10月入浴後右半身が動かしにくいとの症状で夜間救急を受診したが，異常なしとのことで帰宅した。1週間後かかりつけ医に相談したところ総合病院へ紹介となり，脳梗塞の診断で10日間の入院となった。その頃より不眠を訴えるようになり，またもともと心配性である上，三女がうつ病であり，それを考えるとさらに眠れなくなった。その後も頭痛を頻回に自覚することが不安で，漢方治療を希望されX年3月に当院を初診となった。
既往歴	大腸ポリープ内視鏡的切除術（合計3回）
初診時所見	身長151.7cm，体重45.0kg，血圧126/83mmHg，明らかな麻痺を認めず。 自覚症状：疲れやすい，気力がない，寝つきが悪い，眠りが浅い，ぬるい風呂が好き，頭痛がほとんど毎日ある，首が凝る，みぞおちの重苦しい感じがある。
経過	精神不安がベースに存在するフレイルと考え，加味帰脾湯エキスを投与した。2週間目には，頭痛は変わりないが眠れるようになったとのことであった。4週間目には，大分元気になり山へ山菜を採りに行ってきたとお話しされた。その後，頭痛の頻度も少なくなり，不眠も解消された。

症例 3

主訴	腰痛，歩行困難，冷え症
現病歴	74歳，男性。57歳時に脳出血，63歳時に脳梗塞で入院歴があり，それらの後遺症として右半身にしびれと筋力低下を自覚した。全身に冷えを自覚し，右半身が特に冷えるとのことであった。歩行困難のため杖を使用しているが，身体のバランスが悪い歩き方をするため，腰痛を自覚した。上記症状に対する漢方治療を希望され当院を初診となった。
家族歴	父・兄：脳卒中，母：高血圧症
初診時所見	身長156.3cm，体重46.0kg，血圧119/71mmHg。 自覚症状　疲れやすい，尿の回数が多い，手足が冷える，口が乾燥しやすい，関節の痛みがある，手足の先にしびれがある。
経過	サルコペニアと判断し，冷えを認めることから八味地黄丸エキスを投与した。腰痛は徐々に改善し，リハビリセンターでのリハビリ訓練を意欲的に行えるようになった。冷えも少しずつ改善し，冷えにより悪化していた右半身のしびれ感も軽快傾向となった。

1 フレイルと漢方

1) 高齢者医療における漢方治療の特徴

　一般的に高齢者は複数の疾患を合併することが多く，西洋医学では多剤の内服を余儀なくされる。一方，漢方医学は独特の病理観をもって治療に当たることで，複数の西洋薬を必要最小限に集約できる場合がある。また，同一疾患であっても個々の病態に合わせて漢方薬を選択するため，それぞれに異なった漢方薬を処方することも特徴のひとつである。

　漢方医学の基本概念に虚実という考え方があり，いわゆる虚弱の状態を虚証と診断し治療を行う。また，漢方薬には補剤（元気を補う漢方薬）といわれる処方群があり，虚弱者に対する治療薬として用いることができる。

2) 漢方医学の基本的考え方

　漢方医学的な診断を証と言い，漢方薬を選択する際の指針となる。

　病因に対抗する体力が十分にあり闘病反応が強い時期を陽証期と言い，熱性・活動性・発揚性の病態を呈する。陽証は熱が支配する病態であり，清熱剤（柴胡・黄連・石膏などを含む漢方薬）を用いて治療する。

　一方，病因に対抗する体力がなく闘病反応が弱い時期を陰証期と言い，寒が強く，体力が衰え，元気がないのが特徴である。陰証は寒が支配する病態であり，温熱剤（乾姜・附子などを含む漢方薬）を用いて治療する。

　高齢者は一般的に陰の病態を呈することが多く，治療薬は温熱剤を選択する。たとえば葛根湯は風邪の漢方薬として有名だが，陽の病態に使用するべき薬剤であり，高齢者に使用する機会はそれほど多くない。高齢者が風邪をひいて，陰の病態を示すときには，麻黄附子細辛湯のような附子を含む漢方薬の適応となる。

3) 漢方医学の視点からみたフレイル

　西洋医学には，元気がない，食欲がない，生気がないといった，いわゆる虚弱という病態認識がなく，フレイルに対する適切な薬物療法は見当たらない。一方漢方医学的においては，フレイルのような状態をいわゆる虚証と判断し，古くから薬物治療がなされてきた。それゆえ，フレイルに対する薬物療法には，漢方薬の果たす役割は大きいと考えられる。

4) フレイルと未病

　フレイルは，健常者と要介護者との間の状態であり，サルコペニアが続き，生活機能が低下してくるとフレイルに陥ることとなる。しかしながらフレイルには，しかるべき介入により再び健常な状態に戻るという可逆性が包含されている。

　このような病態認識は，漢方医学における未病という考え方に類似している。未病とは「いまだ病にならざる」と読み，「健康状態の範囲であるが病気に著しく近い身体または心の状態」と定義される。つまり，フレイル同様未病もまた，病気と健康の中間的な位置づけとなる。

　未病における漢方医学的介入の目的は，単なる予防医学的要素だけでなく，医食同源をはじめとする養生法などにより，身体をメンテナンスし病気の進行を防ぎ，あるいは身体を健常な状態に戻すことにある。フレイルの可逆性は漢方医学の未病という概念と類似し，それはそのままフレイルの治療に応用することができる。

5) フレイルの多面性

　フレイルには，身体的，精神・心理的，社会的などの多面的要素が関与しており，ここでも漢方医学との類似点がある。漢方医学には「心身一如」という，心と体はひとつであるという考え方があり，病気を単に臓器の異常としてとらえるだけではなく，身体全体のバランスを整える治療を行う。西洋医学では，心と体を切り離し臓器別に病気をとらえ普遍化した治療を行うのが特徴である。一方漢方医学は，病気ばかりに目を向けるのではなく，精神的な側面も含め，その人が抱える生活習慣や環境なども考慮し治療に当たる。

　このように全人的なアプローチを得意とする漢方治療は，フレイルにおいて薬物療法の中心となる可能性がある。

2 フレイルに対する漢方医学的アプローチ

　フレイルに対する具体的な漢方薬の適応を，身体的要因，精神・心理的要因，社会的要因から考えてみる（表1）。

1) 身体的要因へのアプローチ

　漢方医学には気という概念があり，生命を維持するためのエネルギー

表1 ▼ フレイルに対する漢方医学的アプローチ

身体的要因へのアプローチ	
サルコペニア，ADL低下など	八味地黄丸，牛車腎気丸（腎虚） 六君子湯，補中益気湯，人参養栄湯（脾虚） 桂枝茯苓丸（瘀血）
精神・心理的要因へのアプローチ	
認知機能障害，抑うつなど	補中益気湯，帰脾湯，加味帰脾湯（気虚） 半夏厚朴湯，香蘇散（気鬱） 桂枝加竜骨牡蛎湯，抑肝散（気逆）
社会的要因へのアプローチ	
独居，貧困など	抑肝散，釣藤散，加味帰脾湯

と理解される。気には，先天の気（生まれ持った気）と後天の気（食事をしたり呼吸をしたりすることによって生成される気）があり，五臓（肝・心・脾・肺・腎）の失調により気が不足し病的状態に陥るとされる。

特に腎は先天の気を司る臓とされ，加齢とともに腎気は衰えていく。この腎気の衰えた病態を漢方医学では腎虚と言い，下肢のしびれ・脱力・疼痛，下肢のほてりあるいは冷え，下腹部のトーヌス低下および知覚鈍麻，排尿障害，認知機能低下，呼吸機能低下，睡眠障害，易感染性，夜間の口乾，視力低下，耳鳴り，脱毛などが特徴的な症状である。すなわち，現代医学の老年症候群という概念は，漢方医学の腎虚と病態が類似し，治療に際しては腎虚を改善する漢方薬が適応となる。サルコペニアはまさに腎虚の病態であり，八味地黄丸や牛車腎気丸を用い治療する。冷えや痛み，あるいはむくみが強い場合には，八味地黄丸より牛車腎気丸を選択するとよい。八味地黄丸の投与基準を**表2**[1]に示す。また，牛車腎気丸による抗サルコペニア効果およびその分子薬理学的作用機序に関する報告[2]がある。

一方，後天の気を生成する重要な臓は脾（主に消化機能を司る）であり，

表2 ▼ 八味地黄丸投与基準（案）

A項目	B項目
① 排尿異常（多尿・頻尿・尿利減少・夜間頻尿） ② 下半身優位の冷えまたは足底の煩熱 ③ 腰下肢の疲労脱力・しびれ・疼痛 ④ 小腹不仁または小腹拘急	① 口渇または口乾 ② 下肢の浮腫 ③ 精力減退 ④ 視力障害（白内障，眼精疲労，目のかすみなど） ⑤ 慢性呼吸症状 ⑥ 聴覚障害（難聴，耳鳴りなど）
除外項目：胃腸症状をきたしやすいもの 判定基準：A項目が2つ以上，またはA項目1つでB項目が2つ以上	

（三潴忠道：はじめての漢方診療十五話. 医学書院，2005，p224．より引用）

脾を傷めることにより脾虚となる。倦怠感，食欲不振，胃部不快感，免疫力低下，易感染性，下痢などが脾虚の代表的症状である。フレイルは，食欲不振などのために栄養状態が不良となり引き起こされる症候であり，脾虚に対する治療はフレイルの発症および進展予防に対し大変有益である。脾虚の治療薬には，消化管機能を改善させる生薬である薬用人参が含まれ，代表的な漢方薬としては，六君子湯，補中益気湯，人参養栄湯などがある。六君子湯には，食欲亢進ホルモンであるグレリンの分泌を促進するとの報告[3]があり，高齢者の食欲不振に応用される。人参養栄湯には，陳皮・五味子など呼吸器系に効果のある生薬が含まれており，慢性呼吸器疾患をベースとするフレイルに良い適応となる。

心血管系疾患の予防もフレイル対策として重要であり，生活習慣病の改善などの抗動脈硬化治療が必要となる。漢方医学には瘀血という概念があり，現代医学的に解釈すると，微小循環障害の病態と理解される。瘀血の徴候としては，皮膚・粘膜の異常（しみ，目の隈，舌・歯肉・口唇などの暗赤色），皮下出血しやすい，静脈瘤や毛細血管拡張，痔核などがある。瘀血患者においては，血液粘度の上昇や，実態顕微鏡で毛細血管における赤血球の凝集塊や血流障害が観察される。その代表薬は桂枝茯苓丸である。桂枝茯苓丸には微小循環改善作用があり，種々の研究において血液レオロジー改善効果の報告がある。また，抗酸化作用を有することも知られており，動脈硬化予防薬としての効果が期待される。

2) 精神・心理的要因へのアプローチ

漢方医学では，精神・心理的症状は気の異常によって発症すると考えられ，その病的状態として気虚・気鬱・気逆の3つがある。

気虚は，気が不足した病態であり，元気がない，疲れやすい，疲れが残るなどの症状が出現する。治療薬としては補中益気湯，帰脾湯，加味帰脾湯などの補剤を用いる。フレイルで，気力が落ち，元気がない状態には，帰脾湯が第一選択となる。精神症状が強い場合には加味帰脾湯を用いるとよい。

気鬱は，気の流れが停滞してしまった病態であり，咽喉部閉塞感，胸のつまり感，腹部膨満感，気分の落ち込み，抑うつ傾向などが主症状である。代表薬は半夏厚朴湯と香蘇散であり，喉のつまり感など具体的に症状を訴える場合には半夏厚朴湯が，老人性うつのように漠然とした身体症状を訴える場合には香蘇散が適応となる。半夏厚朴湯には，咽喉頭部のサブスタンスPを介して嚥下反射障害を改善し，脳梗塞患者の誤嚥性肺炎の発症リスクを抑制することが報告[4]されている。

気逆は，頭部から下肢に向かって流れていく気が逆走してしまった病態であり，症状は発作的に出現することが多い。冷えのぼせや動悸・頭痛・腹痛などが発作的に出現した場合は気逆を考える。不安発作やイライラ感などの精神症状も気逆病態と考え対応する。代表薬には，桂枝加竜骨牡蛎湯，抑肝散などがある。

3) 社会的要因へのアプローチ

高齢者医療において，認知症の問題は避けて通れない。認知症が重症化してくると介護者の負担が増大し，施設入所を早める結果となる。認知症においては，認知機能の低下とともに，認知症の行動と心理症状（Behavioral and Psychological Symptoms of Dementia：BPSD）が問題となる。BPSDとは，知的機能障害（認知症性疾患）を基盤に出現する様々な行動障害と精神症状であり，介護者のQOLを著しく低下させ，介護費用の増大につながる。

抑肝散はBPSDにおける神経症状を改善するとの報告[5]があり，介護者の負担軽減が期待される。また，釣藤散は脳血管性認知症に対しADLを改善させたとの報告[6]があり，日常生活の質を向上させることで，フレイルに対する社会的問題を解決する糸口となる可能性がある。

3 注意すべき生薬

漢方薬は比較的安全な薬であるが，副作用が発現することもある。特に注意を要する生薬に関しては，日本老年医学会がガイドラインにまとめており（**表3**）[7]，漢方薬を使用する際には熟知しておく必要がある。

表3 高齢者の安全な薬物療法ガイドライン2015（日本老年医学会）
「ストップ」：中止を考慮すべき薬物もしくは使用法のリスト

	名称	エビデンスの質	推奨度
漢方薬	附子含有製剤	中	強
	甘草含有製剤	高	強
	麻黄含有製剤	高	強
	大黄・芒硝含有製剤	高	強
	黄芩含有製剤	中	強
	山梔子含有製剤	低	強

（文献7より作成）

1) 附子

トリカブトの根を用いる。主成分はアコニチンである。生のトリカブトは激しい神経麻痺作用を有するが，医療用として用いるものは加工されており，中毒症状は出にくいものの注意が必要である。主な中毒症状は，のぼせ，顔面紅潮，めまい，口唇や舌のしびれ，心悸亢進などである。新陳代謝の低下した陰の病態に用いる生薬であり，陽の病態には適応とならない。

2) 甘草

甘草を含む漢方薬により偽アルドステロン症をきたすことがあり注意が必要である。浮腫の有無や血圧の変動をチェックし，時に血液検査でカリウム値をチェックする必要がある。過去に偽アルドステロン症を起こしたケースでは，再投与により再発する可能性が高いため，甘草を含まない漢方薬から選択する必要がある。

3) 麻黄

麻黄の主成分はエフェドリンであり，交感神経刺激作用により，動悸・不整脈や尿閉を引き起こすことがある。また食欲不振や不眠の原因となる可能性もあるため十分に注意する。したがって，麻黄剤と甲状腺剤やテオフィリン製剤を併用するときは，細心の注意を要する。

4) 大黄

主成分はセンノシドであり，いわゆる下剤として用いられる生薬である。大黄の適応がない人に用いると，腹痛や下痢が起こるので注意が必要である。

5) 黄芩

肝機能障害や間質性肺炎を発症する可能性があり注意が必要である。適宜血液検査を施行し肝機能をチェックするとともに，呼吸器症状の出現には十分に注意する。

6) 山梔子

近年，山梔子を含む漢方薬の服用で，腸間膜静脈硬化症を発症したという報告がある。まだ因果関係は不明な点も多いが，山梔子を含む漢方薬を服用中に，腹痛，下痢，便秘，腹部膨満などの症状が現れた場合は，副作用発現に留意する必要がある。

文 献

1） 三潴忠道：はじめての漢方診療十五話. 医学書院, 2005, p224.
2） 萩原圭祐：サルコペニアに対する漢方補腎薬の効果について. 老化促進マウスでの検討. Geriatr Med. 2014；52(10)：1247-9.
3） Takeda H, et al：Rikkunshito, an herbal medicine, suppresses cisplatin-induced anorexia in rats via 5-HT$_2$ receptor antagonism. Gastroenterology. 2008；134(7)：2004-13.
4） Iwasaki K, et al：A pilot study of banxia houpu tang, a traditional Chinese medicine, for reducing pneumonia risk in older adults with dementia. J Am Geriatr Soc. 2007；55(12)：2035-40.
5） Iwasaki K, et al：A randomized, observer-blind, controlled traial of the traditional Chinese medicine Yi-Gan San for improvement of behavioral and psychological symptoms and activities of daily living in dementia patients. J Clin Psychiatry. 2005；66(2)：248-52.
6） Terasawa K, et al：Choto-san in the treatment of vascular dementia：a double-blind, placebo-controlled study. Phytomedicine. 1997；4(1)：15-22.
7） 日本老年医学会, 他編：高齢者の安全な薬物療法ガイドライン2015. メジカルビュー社, 2015.

第5章 フレイルに対するアプローチ編

症例検討**1**

身体的フレイルの症例へのアプローチについて

西原恵司

key point

▶ 身体的フレイルの評価には，Friedらによる身体的評価方法（Cardiovascular Health Study Index：CHS基準）が広く用いられている。

▶ 日本版CHS基準（J-CHS基準）は，より日本人に合わせた基準になっており，CHS基準に比べ評価が簡便であり，フレイル評価に利用しやすい。

▶ 身体的フレイルに対しては，運動療法と栄養療法で介入する。

症 例 **1**

主訴	倦怠感，脱力，活動性の低下
現病歴	82歳，男性。毎日シルバー人材センターに仕事に出かけ，ウォーキングを日課としていたが，受診半年前から倦怠感と脱力を訴えるようになり，動作緩慢になった。疲れやすさと易転倒性のため，日課のウォーキングをしなくなり，仕事に行く回数を減らした。本人は，転びやすく疲れやすいので外出したくないと訴えていた。家族は，本人が動作緩慢のため着替えなどの日常動作に時間がかかることを心配していた。
内服薬	アムロジピン，オメプラゾール，カモスタット，ゾピクロン
既往歴	胃癌：胃切除術，VB_{12}欠乏性貧血，高血圧症，不眠症
初診時所見	身長：160cm，体重：46.4kg，BMI：18.1kg／m²。1年前と比べて，体重減少を認めなかった。 動作は緩慢だが，意識は清明であった。頭頸部，胸部，腹部，皮膚所見に異常はなかった。神経所見では，アキレス腱反射の遅延と徒手筋力テストで腸腰筋および大腿四頭筋の筋力低下を認めたが，そのほか特記すべき異常は認めなかった。
初診時検査	血液検査では，TSHの上昇，FT3とFT4の低下およびCKの上昇を認め，甲状腺機能低下症と診断した。そのほかの血液検査項目に特記すべき異常はなかった。
評価	高齢者総合機能評価では，歩行速度の低下（0.61m／s）および筋力低下（右握力16.6kg，左握力17.3kg）を認めた（**表1**）。 J-CHS基準で，5項目中4項目（歩行速度の低下，筋力低下，疲労感，身体活動低下）が該当し，フレイルと評価した。 甲状腺機能低下症により，倦怠感・脱力・動作緩慢が出現し，それらのため活動性が低下して，フレイルになったと評価した。

111

経過	甲状腺機能低下症に対して，甲状腺ホルモン補充を開始した．栄養士による栄養指導を行い，家族による食事提供でバランスの良い栄養がとれているのを確認して，今の食生活を続けることを指導した．レジスタンス運動の指導をパンフレット[1]を用いて行った．ウォーキングの再開とレジスタンス運動を生活に取り入れることを指導した． 甲状腺ホルモンの補充により，倦怠感・脱力・動作緩慢が改善された．3カ月後の評価では，ウォーキングが再開され，仕事へ毎日行くようになっていた．体重は1.4kg増加して，歩行速度は0.69m/s，握力は右23.0kg・左25.5kgと初診時と比べて改善した．

表1 ▼ 症例1：総合機能評価

MMSE[※1]	30/30
BI[※2]	100/100
IADL[※3]	5/5
GDS[※4]	4/15
VI[※5]	8/10
握力（kg）	右16.6　左17.3
歩行速度（m/s）	0.61

※1　MMSE：Mini Mental Examination
※2　BI：Barthel Index
※3　IADL：Instrumental activity of daily living
※4　GDS：Geriatric Depression Scale
※5　VI：Vitality Index

症例 2

主訴	倦怠感，食欲不振，活動性の低下
現病歴	84歳，女性．家事全般をこなしながら夫の介護をして，活動的な生活をしていたが，受診8カ月前より倦怠感を訴えるようになった．倦怠感のため外出の頻度が減少して，食欲が低下した．本人はそのほかにも口渇を訴えていた．家族は，本人がボーッとして家にいることが増え，家事をこなせなくなっていることを心配していた．
既往歴	上部消化管運動機能障害，皮膚瘙痒症，慢性胃炎，肩部筋緊張症，脂質異常症，抑うつ状態，消化性潰瘍，不眠症．
内服薬	モサプリドクエン酸塩，テプレノン，ファモチジン，フルバスタチン，ベポタスチンベシル酸塩，アフロクァロン，エチゾラム，フルボキサミンマレイン酸塩
初診時所見	身長：153cm，体重：34.5kg，BMI：14.7kg/m²．最近の3カ月間で3kgの体重減少を認めた． ボーッとした表情であったが，意識清明であった．頭頸部，胸部，腹部，四肢，皮膚，神経所見に特記すべき異常を認めなかった．
初診時検査	血液検査では，Hb 10.5g/dLの正球性貧血を認めたが，甲状腺機能，ビタミン・葉酸，電解質，血清アルブミンなど，そのほかの検査項目に特記すべき異常は認めなかった．
評価	高齢者総合機能評価では，歩行速度の低下（0.38m/s）および筋力低下（右握力11.7kg，左握力10.6kg）を認めた（表2）． J-CHS基準で，5項目中4項目（歩行速度の低下，筋力低下，体重減少，疲労感）が該当し，フレイルと評価した． 抗ヒスタミン薬（ベポタスチンベシル酸塩）とSSRI（フルボキサミンマレイン酸）の有害事象（倦怠感・食欲不振）により，活動性の低下と食事量の低下が起こり，フレイルになったと評価した．

経過	ベポタスチンベシル酸塩を中止した。フルボキサミンマレイン酸は漸減中止した。他の薬剤も可能な範囲内で減量・中止とした。 家族と本人に栄養科による栄養指導を実施して、家族に栄養への介入を依頼した。パンフレット[1]を用い、運動療法の指導を行った。介護申請をして、週1回からデイケア利用を開始した。 ベポタスチンベシル酸塩を中止後、倦怠感が消失して、家事をこなせるようになり、外出の頻度も上昇していた。受診半年後の評価では、体重は2.5kg増加して、歩行速度は0.46m/sと改善していた。握力が改善していなかったので、運動療法士によりレジスタンス運動の指導をして、運動回数を増やすことを提案した。

表2 ▼ 症例2：総合機能評価

MMSE[※1]	28/30
BI[※2]	100/100
IADL[※3]	8/8
GDS[※4]	4/15
VI[※5]	9/10
握力（kg）	右11.7　左10.6
歩行速度（m/s）	0.38

※1　MMSE：Mini Mental Examination
※2　BI：Barthel Index
※3　IADL：Instrumental activity of daily living
※4　GDS：Geriatric Depression Scale
※5　VI：Vitality Index

まとめ

▶ 一次性フレイルと二次性フレイルの鑑別が重要であり、二次性フレイルの場合は、フレイルの原因に対する介入が必要である。

▶ 運動療法と栄養療法の介入には、パンフレットの使用や専門家の介入により、より具体的な指導が必要である。

文 献

1)　荒井秀典, 他監修：フレイル・サルコペニア予防のための食事と運動. 株式会社クリニコ・森永乳業株式会社.

第5章 フレイルに対するアプローチ編

症例検討 **2**

精神心理的フレイルの症例へのアプローチについて

亀山祐美

key point

▶ 軽度認知機能障害（MCI）は，日常生活は自立できているが，少し体調を崩しただけで危険な状況に陥ることもある。

▶「食べられない」という主訴だったが，歯や胃腸の問題ではなく，MCIで服薬管理もできず，感冒・ふらつきで買い物に行けなくなったことで，食事摂取量が低下したと考えられた症例である。

▶ 本症例は独居MCIで要支援1であったが，介護サービスを何も利用していなかったため，周囲に気がつかれず感冒症状から約10日で脱水状態のため緊急入院となった。独居や，高齢世帯，介護不足の家庭においては，定期的に地域単位で見守り訪問をすることで体調の変化を早期に発見できるのではないだろうか。

症 例

主訴	食べられない，ふらつく
現病歴	軽度認知障害（MCI）・2型糖尿病・高血圧症・慢性腎臓病等に対して当科に通院中で要支援1の88歳女性。薬は一包化にしていたが，独居で服薬管理がやや困難になってきていた。X年1月17日頃から活気がなく自炊をしなくなり，37.5℃の微熱が生じ近医で感冒と診断され，PL配合顆粒，トラネキサム酸，カルボシステイン等の処方を受けた。ふらつきもあり買い物ができなくなり，空腹感もなかったため食事もほとんどせずに寝ていたところ，2階の住居から1人で階段を使って下りることも困難な状況になっていた。1月26日，外来受診の前日に家族が上京し，体調不良を初めて知った。夕食にサンドイッチ1口を摂取したのみだった。27日に定期受診し，血液検査で軽度脱水を認め，食欲不振の精査加療を目的として同日緊急入院した。
既往歴	70歳頃　2型糖尿病，87歳　両側難聴 時期不詳　高血圧症，慢性腎臓病（糖尿病性腎症疑い），軽度認知障害，過活動性膀胱
生活歴	喫煙：なし，飲酒：なし，居住環境：2階建ての1軒屋，2階が住居部分

初診時所見	意識：清明，身長148.0cm，体重40.95kg，BMI 18.7kg/m²，血圧188/80mmHg，脈拍86/分・整，体温36.7℃，SpO₂ 97%（room air）。〔胸部〕〔腹部〕異常認めず〔神経学的所見〕（精神状態）高次脳機能：記憶障害および遂行機能障害あり，精神症状：うつ状態，歩行：杖歩行
初診時検査	血算：WBC 4.4×千/μL，Hb 11.8g/dL 生化学：PreAlb 15.7mg/dL↓，Alb 3.8g/dL↓，BUN 31.1mg/dL↑，Cre 1.38mg/dL↑，Na 134mmol/L↓，K 4.4mmol/L，UA 8.9mg/dL↑，CRP 0.90mg/dL↑ 血糖：Glu 200mg/dL↑，HbA1c（N）7.0%↑ 頭部単純CT：両側大脳白質に斑状の淡い低濃度域が散在する。年齢相応の萎縮。
評価	高齢者総合機能評価（CGA）：HDS-R 14/30（年齢−1，時間見当識−1，計算−1，数字逆唱−2，遅延再生−6，物品記銘−3，言語流暢性−2），MMSE 21/30（時間見当識−1，場所見当識−1，計算−2，遅延再生−3，自発書字−1，図形模写−1），Barthel index 85/100，IADL 4/8，GDS 10/15 サルコペニア・フレイル関連項目：SMI（skeletal muscle index）：5.88kg/m²，4m歩行 つたい歩きで未評価，握力7/5 kg，下腿周囲長27/27cm。〈J-CHS〉体重減少（＋），易疲労感（＋），活動度低下（＋），筋力低下（＋），歩行速度低下（＋）→フレイル
経過	MCIの独居（要支援1）で，自立した生活ができていたため，介護サービスは利用していなかった。服薬管理が難しく，感冒薬を処方されたが，どのように内服していたかは不明。ふらつきで買い物に行けなくなり，食材もなく調理もできず，うつ傾向になり，空腹感がなかったため，遠方の家族に連絡することもなく寝て過ごしていた。

1）食事摂取不足，意欲低下

入院後，脱水はあったが，感染を疑う所見はなく，入院で出された食事は少しずつ食べられるようになった。食思不振の原因検索のための単純胸腹CTを施行したが，原因となる明らかな異常所見は認めなかった。嚥下内視鏡施行し，むせ込みや誤嚥の所見はみられなかった。2月10日には体重が入院時よりも2kg増え，活気が出てきたため自宅退院となった。

2）認知症

X-2年11月当科初診時にHDS-R 25/30または26/30だった（遅延再生−2，物品再生−2）。入院時にHDS-R 14/30，MMSE 21/30と低下していた。摂食と活気が改善後施行したHDS-R，MMSEでも認知機能は低下したままであった。脳血流SPECTを施行し，両側海馬の血流低下を認めた。

入院時GDS 10/15とうつ状態もあり，認知機能低下とうつ症状，感

冒の合併により，意欲・食欲低下・ふらつきが進み，買い物に行けず，自炊困難・摂食不良，内服薬の管理不良となったと考えた。退院時に環境調整が必要と判断し，内服管理・食事管理のため，ヘルパーや訪問看護といった介護サービスを導入することとなり，退院後は安心して生活が送れており，うつもGDS 5/15と改善した。

3) 糖尿病，高血圧

緊急入院前は，降圧薬，血糖降下薬が内服できていなかった可能性も高い。処方一包化，ヘルパーや訪問看護で服薬確認をしてもらうことになった。

他業種からの視点

MCI患者は，病状も落ち着いている場合，大学病院では数カ月に1回と受診の頻度が少ないため，医師が細やかな体調の変化に対応しきれないことも多い。体調不良を自覚し，それを身近に相談できるような地域の認知症サポーター，かかりつけ医や介護サービスはMCIレベルの高齢者にも必要ではないか。

まとめ

▶精神心理的フレイルの状態であるMCI。うつ状態の独居女性が，感冒を機に摂食不良・脱水となり入院となった症例を取り上げた。
▶介護サービスを充実させ，その後は安全に安心して1人暮らしが続けられている。

第5章 フレイルに対するアプローチ編

症例検討**3**

社会的フレイルの症例へのアプローチについて

中嶋宏貴

key point

▶ 高齢者の疾患の発症や経過に社会的フレイルが影響していることは多い。

▶ 社会的フレイルについて現時点では統一された定義はなく，評価指標も模索中の段階である。

▶ 家族や社会とのつながり，本人の楽しみや生きがいについて聴取することが社会的フレイル評価の足がかりとなる。

▶ 介護保険の利用に加え，家族や友人，グループ，ご近所・コミュニティの力も活用できるとよい。

症例 **1**

主訴	物忘れ
現病歴	76歳，男性。妻と受診。 かかりつけ医から認知機能評価目的で紹介。1年ほど前から鍵や財布をよく置き忘れることを本人が心配し受診に至った。この1年で悪化はしていない。妻が述べる病歴も同様である。 かかりつけ医では高血圧症と腰痛症について投薬を受けている。 睡眠と食欲は良好。体重減少もない。抑うつ気分について本人に尋ねると否定するが，妻からは活力がないように見えるとのこと。 内服薬：アムロジピンベシル酸塩5mg 1錠朝食後，ロキソプロフェンナトリウム60mg 1錠疼痛時頓服，NSAIDs貼付剤
生活歴	妻と2人暮らし。ADL，IADLは自立。車で15分程度の場所に娘夫婦と孫が住む。お盆や正月に会う程度の交流。 介護保険は未申請。
既往歴	特記すべきものはない
初診時所見	パーキンソニズムなし。歩容は正常
初診時検査	MMSE 23/30。失点は計算で4点，遅延再生で3点。 GDS 6/15 血液検査：甲状腺，ビタミンを含め異常はない。 頭部MRI：頭頂葉に萎縮。海馬萎縮は目立たない。軽度の白質病変あり。 神経心理検査：記憶力課題の遅延再生では「わからない」と即答するものの，促すとポツポツと再生でき，結局は正常下限の成績。ほかの認知機能は正常。

117

経過	臨床心理士が神経心理検査の最中に以下の情報を入手していた：和菓子屋の店長兼職人として働いていたが2年前に閉店。それを機会に転居した。もともとあまり社交的ではなく転居後に近所付き合いはほとんどない。好きだった競輪へも転居後は行かなくなった。朝の散歩が日課だったが転居後はしていない。
	担当医は，うつ病の基準を満たすほどではないがそれに準じた治療を要すると判断した。非薬物的対応に加え抗うつ薬の開始を提案したが，本人も妻も「まずは楽しそうなことをして過ごしてみます」とのことで投薬は見送った。また抑うつには社会的フレイルが少なからず影響していると考え，無理のない範囲で娘家族などとの交流を増やしてもよいかもしれないと伝えた。
	その後，久しぶりに競輪へ行ったら思いのほか楽しかったとのこと。娘家族との交流も増やした。夫婦で朝に散歩するようになり，近隣住民と話す機会も増えた。本人も妻も，以前のような忘れっぽさは気にならなくなったとのこと。

他業種からの視点

　通常，社会的フレイルだけを課題とした患者が医療機関を訪れることはない。むしろ日常診療においては社会的フレイルにも目を向けることでより適切な医療を提供できるようになる。社会的フレイルについて現時点では統一された定義はなく，評価指標も模索中の段階であるが[1)2)]，家族や社会とのつながり，本人の楽しみや生きがいなどが重要な構成要素である。これらの情報の入手は医師よりも他業種が得意とするところかもしれない。

　本症例で患者に関わった医師以外の職種は臨床心理士のみだったが，彼女が収集した情報が社会的フレイルの存在を明らかにし，治療的介入にもつながった。

症例2

主訴	体重減少
現病歴	90歳，女性。息子夫婦と受診。 かかりつけ医から体重減少の精査のために紹介。半年で体重が67kgから60kgへ減少した。朝はパン，昼は粥と総菜。夕は昼の残りを食べることもあるし，抜くこともある。食事の量は1年前と比べると1/3〜から半分。自覚症状は膝痛のみ。 かかりつけ医では陳旧性脳梗塞，膝痛について投薬を受けている。 睡眠は良好。抑うつ気分もなし。
内服薬	アスピリン100mg，ランソプラゾール15mg，NSAIDsの貼付剤
生活歴	息子夫婦との3人暮らし。ADLは自立。IADLは家事全般は嫁が行うがそのほかは自立。本人は2階で起居。風呂は1階にある。3階に息子夫婦が住む。 介護保険は未申請。 もともと人に会うのが好きではない。ここ1〜2年は家族以外と交流はない。

既往歴	脳梗塞（後遺症なし）。左人工膝関節置換術
初診時所見	156cm, 59kg, BMI 24.2kg／m²。全身状態は良好。バイタルサイン，胸背部，腹部に異常はない。膝関節に炎症所見はない。下肢浮腫なし
初診時検査	MMSE 29／30。失点は遅延再生で1点。GDS 0／15。 Hb 11.6g／dL, Alb 3.2g／dL, 腎機能，肝機能，HbA1c, 甲状腺機能，ビタミンは正常範囲
経過	摂食量がかなり少なくなっていること，複数の検査が必要になると想定されたことから入院とした。 内視鏡や画像検査では体重減少を説明する異常は見つからなかった。入院中は病院食を全量摂取できていた。家での食事環境について詳しく確認し，以下の情報を得た：もともとは嫁が準備したものを嫁と一緒に食べていた。1年前に嫁の職場が変わって忙しくなってからは3食とも孤食で，レトルト食品や買い置きのものが増えた。自分で好きなものを買ってきて食べればよいとわかってはいるが，膝痛のため階段が億劫なので買い物へは行かない。 膝痛や社会的フレイルを背景とした食事へのアクセス不良や食事環境の悪さが摂食量低下を招いていたと考えた。1階で起居すること，できる範囲で誰かと一緒に食事を摂ることを勧め，加えて下記のような調整を行い，第12病日に退院した。退院後の食欲や摂食量は良好である。

他業種からの視点

理学療法士の提案で膝のサポーターを準備した。

メディカルソーシャルワーカーが介護保険の申請や早期のサービス調整（配食，通所リハビリ）を支援した。

症例 3

主訴	骨年齢を測定してほしい
現病歴	82歳女性。ひとりで受診。 慢性心不全と高血圧症についてかかりつけ医に通院中。 1週間ほど前に階段を転げ落ち，そのときから背部痛がある。転倒後にテレビで「骨年齢」に関する放送があり検査を受けてみたいと思いかかりつけ医に相談したところ，骨密度の検査は大きな病院で受けるように指示され紹介状を持って来院した。 かかりつけ医受診から本日までの間に，かかりつけ医とは別の内科診療所へ行き圧迫骨折と診断を受け鎮痛薬を処方された。服薬してもあまり痛みは変わらず家事はできない。ここ数日，食事は買ってきたもので済ませているが，買い物へ行くのも辛くて食事を抜くことがある。
内服薬	フロセミド20mg 1錠朝食後，エナラプリルマレイン酸塩5mg 1錠朝食後，アスピリン100mg 1錠朝食後，ランソプラゾール15mg 1錠夕食後，アトルバスタチン10mg 1錠夕食後，メチルコバラミン500μg 3錠分3毎食後，ロキソプロフェンナトリウム60mg 1錠疼痛時頓用。 鎮痛薬を処方されてからはそのほかの薬剤は服用していない。「飲み合わせが悪いかもしれない」という自己判断による。
生活歴	独居。もともとのADL, IADLは自立。子はなし。車で10分ほどの場所に妹が住むが特別な用事がない限り会わない。 要支援1。デイサービスを週に1回利用。 近所に親しい友人はいない。デイサービス以外はほとんどを自宅内で過ごす。普段これといって楽しみはない。通院はいつもひとり。

既往歴	心筋梗塞（5年前）
初診時所見	バイタルサインに異常はない。全身状態は良好。中部胸椎に叩打痛がある
初診時検査	脊椎X線では第7〜9胸椎に圧迫骨折を認めた。MMSE 30／30
経過	脊椎圧迫骨折による疼痛が強いこと，生活が破綻しかけていること，受療行動や服薬アドヒアランスについて早期に行動変容が必要であることなどから入院となった。必ずしも入院を要する病状ではないが入院する結果となってしまった背景には社会的フレイルがある。 疼痛は鎮痛薬などの調整および時間経過により徐々に改善し第9病日に退院した。入院中に妹同席の上，受療行動や服薬について指導し，今後の通院には妹に付き添ってもらうこととした。姉妹で話し合い，普段からもう少し頻繁に会う約束をしたようである。

他業種からの視点

　病棟薬剤師が本人と面談し，何の薬を処方されているのか理解していないこと，服薬回数や錠数が多いため服薬する意欲が削がれていることがわかった。担当医師や薬剤師が病状や服薬の必要性を説明した。内服薬の整理や一包化を行い，かかりつけ医にも情報提供した。

　メディカルソーシャルワーカーが，介護保険サービスについて説明した。地域包括支援センターへ連絡し訪問介護が追加された。区分変更を申請した。

　看護師と本人との会話からもともとゲートボールが好きだということがわかり，後日地域のゲートボールクラブに参加することになった。

まとめ

▶高齢者の疾患の発症や経過に社会的フレイルが影響していることは多く，日常診療では社会的フレイルにも目を向けることが大切である。この視点がないと，たとえば症例2では「体重減少についていろいろ検査したが原因不明だったため経口補助食品を処方」というような診療になってしまうかもしれない。逆に，読者の中には，社会的フレイルなどと言われなくても普段から十分に生活歴などを把握し診療に結びつけている方もいらっしゃるだろう。多くの医療従事者がこのような視点を持ち，よりよい診療を行うための共通言語として社会的フレイルという言葉が浸透するとよい。

▶実際の社会的フレイルの評価，予防，介入にあたっては，図1のように患者個人，その家族や友人などと階層にわけて考えると理解しやすいかもしれない（社会生態学モデル）[3]。わが国では介護保険が整備されており，ついこれに頼りがちになってしまうが，機能，財源ともに限界がある。家族や友人，グループ，ご近所・コミュニティなどの力も活用していきたい。

個人 ── 認知機能や自己統制感など

家族や友人 ── インフォーマルな介護者。介護者の負担感
や介護できなくなった場合の準備も含む

グループ ── クラブや教室など

制度や施設 ── 介護保険など

ご近所やコミュニティ

大きな意味での社会 ── 介護者を支援する政策など

図1 社会的フレイルに関する社会生態学モデルの概念図
個人は何層もの社会構造の中に存在していること，各々の階層が互いに影響し合うこと
を表している。さらに，社会生態学的アプローチを要する課題（今回は社会的フレイル）
では，同時に複数の階層への対応が必要であることも示している。

（文献3より邦訳・説明を追記）

文献

1) Andrew MK, et al：Social vulnerability, frailty and mortality in elderly people. PLoS One. 2008；3(5)：e2232.
2) Makizako H, et al：Social frailty in community-dwelling older adults as a risk factor for disability. J Am Med Dir Assoc. 2015；16(11)：1003. e7-11.
3) Andrew MK：Frailty and social vulnerability. Interdiscip Top Gerontol Geriatr. 2015；41：186-95.

索引

欧文

数字

8020運動　*25*, *46*

A

adverse drug reaction（ADR）　*95*

B

Behavioral and Psychological
　　Symptoms of Dementia（BPSD）　*108*
branched-chain amino acid（BCAA）　*43*

C

Ca　*73*
Cardiovascular Health Study　*33*
Cardiovascular Health Study Index
　　（CHS基準）　*111*
chronic kidney disease（CKD）　*41*
Chronic Obstructive Pulmonary Disease
　　（COPD）　*58*

D

DPP-4阻害薬　*54*

H

heart failure with preserved ejection
　　fraction（HFpEF）　*36*
heart failure with reduced ejection
　　fraction（HFrEF）　*36*

J

J-CHS基準　*111*

K

KCL　*3*

L

L-カルニチン　*37*

M

Mini Nutritional Assessment®-Short
　　Form（MNA®-SF）　*78*
Muscle Wasting　*59*

P

polypharmacy　*43*, *45*
potentially inappropriate medication
　　（PIM）　*97*
protein-energy wasting（PEW）　*41*

S

SLR訓練　*69*
SU薬　*54*

T

The Zutphen Study　*33*

和文

あ
アウトリーチ型 *9*
アミノ酸 *37*, *43*, *87*, *88*
悪液質 *60*
握力 *7*

い
イレブン・チェック *7*
インスリン抵抗性 *50*
易疲労感 *4*
一次性サルコペニア *35*

う
ウォーキング *73*
運動器機能不全 *68*
運動処方 *86*
運動療法 *36*

え
エンドオブライフ *19*
栄養 *37*
炎症 *50*

お
オーラルフレイル *22*, *26*
横隔膜サルコペニア *37*
黄芩 *109*
横紋筋 *24*
温熱剤 *104*

か
カヘキシア *59*
カロリー *5*
過栄養対策 *77*
可逆性 *1*
加味帰脾湯 *107*
加齢 *2*, *79*

介護予防事業 *26*
外側翼突筋 *24*
柏スタディ *7*
滑舌 *7*
簡易フレイル・インデックス *4*
簡易ロコモチェック *7*
甘草 *109*
冠動脈疾患 *33*, *34*
漢方 *102*

き
帰脾湯 *107*
虚血性心疾患 *60*
虚血性心臓病 *34*
筋萎縮 *50*
筋合成 *50*
筋分解 *50*
筋力 *35*, *59*
　　——低下 *4*

け
経口摂取 *22*
桂枝加竜骨牡蛎湯 *108*
桂枝茯苓丸 *107*
軽度認知機能障害 *89*
血糖コントロール *52*
健康寿命 *14*
健康長寿社会 *6*
減薬 *99*

こ
牛車腎気丸 *106*
後期高齢者歯科健診 *26*
咬筋 *24*
咬合 *22*
　　——崩壊 *23*
口腔機能 *22*
　　——低下 *25*

索引

口腔ケア　*43*
口腔保清　*46*
香蘇散　*107*
高齢者総合的機能評価　*60*
高齢者の安全な薬物療法ガイドライン2015
　98, *108*
骨折　*72*
骨粗鬆症　*60*, *68*, *71*

さ

サルコペニア　*24*, *35*, *50*, *86*
サルコペニア肥満　*37*, *50*
酸化ストレス　*60*
山梔子　*109*

し

歯科健診　*26*
四肢骨格筋量　*7*
自己効力感　*64*
自分事　*26*
疾患併存状態　*16*
社会的フレイル　*91*
社会的要因　*3*
集団指導　*14*
終末糖化産物　*51*
循環器疾患　*32*
処方カスケード　*95*
食事制限　*83*
心筋酸素消費量　*33*
心身一如　*105*
心臓リハビリテーション　*36*
心不全　*35*
心理・精神的フレイル　*89*
身体活動性低下　*4*
身体機能　*59*
身体的フレイル　*87*
身体的要因　*3*
腎移植患者　*43*

腎性貧血　*43*, *45*

す

ストレス　*2*, *32*

せ

精神・心理的要因　*3*
脆弱性　*2*

そ

咀嚼機能　*24*
咀嚼筋　*24*
側頭筋　*24*

た

体重減少　*4*, *41*
大黄　*109*
蛋白質　*5*

ち

チアゾリジン誘導体　*54*
地域参加型　*9*
地域住民　*9*

て

低栄養対策　*77*

と

統合ケア　*64*
透析患者　*42*
糖尿病　*49*, *60*
　——治療薬　*54*

な

内舌筋　*24*
内側翼突筋　*24*

に

二次性サルコペニア　*35*
二次予防事業対象者　*16*

日本版CHS基準 *111*
人参養栄湯 *107*

は

八味地黄丸 *106*
半夏厚朴湯 *107*

ひ

ビグアナイド *54*
ビスフォスフォネート *74*
ビタミンD *5*, *73*
貧血 *60*

ふ

フレイル *1*, *32*
フレイルサイクル *22*
フレイルサポーター *9*
フレイルチェック *7*
フレイル予防 *8*
プレフレイル *4*, *6*
附子 *109*
分岐鎖アミノ酸 *43*

へ

併用療法 *88*
変形性関節症 *68*
変形性脊椎症 *68*

ほ

ホルモン *37*
ポリファーマシー *96*
歩行速度低下 *4*
補中益気湯 *107*
包括的呼吸リハビリテーション *62*

ま

まちづくり *6*

麻黄 *109*
慢性骨格筋の障害・異常 *59*
慢性腎臓病 *41*
慢性心不全 *60*
慢性全身性炎症 *60*
慢性閉塞性肺疾患 *58*

み

未病 *105*

め

メタボリックシンドローム *60*

や

薬物有害作用 *95*

ゆ

有酸素運動 *36*, *45*, *89*
指輪っかテスト *7*

よ

要支援高齢者 *16*
抑うつ *60*
抑肝散 *108*

り

六君子湯 *107*

れ

レジスタンストレーニング *87*

ろ

ロコモーショントレーニング *69*
ロコモティブシンドローム *67*, *87*
老年症候群 *1*, *59*
　――予防 *26*
老年性うつ *89*

125

編著

荒井秀典 あらい ひでのり

国立長寿医療研究センター副院長

1984年	京都大学医学部卒
1991年	京都大学大学院博士課程修了
	京都大学医学部老年科助手
1997年	京都大学医学部老年内科助手
2003年	京都大学医学部老年内科講師
2009年	京都大学大学院医学研究科人間健康科学専攻教授
2015年より現職	

専門領域：老年医学一般，フレイル，サルコペニア，脂質代謝異常
専門技術・資格：日本サルコペニア・フレイル学会代表理事，日本老年医学会副理事長，日本動脈硬化学会副理事長，日本循環器学会幹事，日本病態栄養学会評議員，日本臨床分子医学会評議員

プライマリケア医のための
実践 フレイル予防塾
――――――― めざせ健康長寿

定　価（本体3,200円＋税）
2017年10月15日　第1版

編　著　荒井秀典
発行者　梅澤俊彦
発行所　日本医事新報社　www.jmedj.co.jp
　　　　〒101-8718　東京都千代田区神田駿河台2-9
　　　　電話（販売）03-3292-1555　（編集）03-3292-1557
　　　　振替口座　00100-3-25171
印　刷　ラン印刷社

©Hidenori Arai 2017　Printed in Japan
ISBN978-4-7849-4708-9　C3047　¥3200E

本書の複製権・翻訳権・上映権・譲渡権・公衆送信権（送信可能化権を含む）は
（株）日本医事新報社が保有します。

JCOPY ＜（社）出版者著作権管理機構　委託出版物＞
本書の無断複写は著作権法上での例外を除き禁じられています。複写される場合は，
そのつど事前に，（社）出版者著作権管理機構（電話 03-3513-6969，FAX 03-3513-6979,
e-mail:info@jcopy.or.jp）の許諾を得てください。